구석기
다이어트

The Paleo Diet :
Lose Weight and Get Healthy by Eating the Foods You Were
Designed to Eat, Revised Edition

Copyright©2002, 2011 by Loren Cordain
All Rights Reserved. This translation published under lisence.

KOREAN language edition©2012 by Goldenfish Publisher

KOREAN translation rights arranged with john Wiley & Sons International
Rights, Inc., U.S.A through EntersKorea Co., Ltd., Seoul, Korea.

이 책의 한국어판 저작권은 (주)엔터스코리아를 통한 저작권자의 독점 계약으로
도서출판 황금물고기가 소유합니다. 신 저작권법에 따라 한국 내에서 보호를
받는 저작물이므로 무단 전재와 무단 복제를 금합니다.

배불리 먹고도 살이 빠지는 다이어트 건강법

구석기 다이어트는 빠른 체중 감량, 효과적인 체중 조절, 무엇보다도 평생 건강의 최적 비법이다. 또한 수백만 년에 걸쳐 진화해 온 신체의 메커니즘과 협력하여 체중 증가와 만성적인 문명병을 방지하는 데도 탁월한 효과가 있다. 구석기 다이어트는 인류 원래의 보편적 식생활이자 따라 하기 쉽고 만족감을 주는 가장 현명한 식이요법이다.

구석기 다이어트

로렌 코데인 지음 ◎ 강대은 옮김

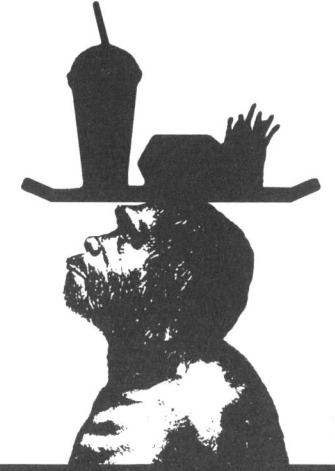

황금물고기

들어가는 말 ◎
로가닉 시대의 구석기 다이어트

"내가 21세기에 살고 있지만 내장은 크로마뇽인과 다름없지 않소."
– 《점선면》 중에서

2012년 소비자들은 오가닉에서 한 걸음 더 나아간 천연 성분 organic과 날것raw의 재료에 희귀성이 가미된 천연의 상태인 '로가닉rawganic'을 추구할 것이다. 이제 소비자들은 본질적 가치가 무엇인지 깊이 고민하기 시작했다.
…… 오가닉(유기농)에서 로가닉(천연 성분)으로! 뼛속까지 깨끗하고 처음부터 좋았던, 순수한 것들이 인정받는다.
– 《트렌드 코리아 2012》 중에서

    이 책은 인류의 기원과 음식과 건강의 상관관계에 매료된 내 평생에 걸친 연구의 소산이다. 건강과 인류라는 분야는 서로 무관해 보일지 모르지만 사실 매우 밀접한 관계다. 우리 인류의 기원은 신진대사가 활발하고 대용량 두뇌의 진화를 가능케 한 구석기시대 조상의 식생활에서 찾을 수 있다. 후에 농업혁명(신석기혁명, BC 8000~BC 6500년경)으로 곡물을 주식으로 삼게 되면서 인류는 예전의 수렵 채취 식생활과 작별

했다. 그리고 농경생활로 인구가 폭발적으로 늘어나면서 지금의 현대 산업사회로 발전해 왔다.

여기서 변하지 않는 문제는 우리의 유전자가 수렵 채집인들이 먹던 것을 먹도록 맞추어져 있다는 것이다. 오늘날 우리가 안고 있는 건강 문제는 우리가 먹는 것과 먹지 않는 것의 결과라고 할 수 있다. 이 책은 이른바 건강에 좋다는 식단이 우리의 구석기시대 체질에 얼마나 큰 해를 끼쳤는지 보여 줄 것이다. 또한 우리 조상들이 먹었던 음식, 그러니까 자연이 내린 음식으로 어떻게 살을 빼고 건강과 행복을 되찾을 수 있는지 보여 줄 것이다.

이 책이 강조하는 이야기는 매우 단순하다. 구석기 다이어트야말로 우리의 유전적 체질에 가장 이상적으로 들어맞는 유일한 다이어트라는 것이다. 불과 333세대 전, 그러니까 250만 년 전만 해도 지구상의 모든 인간은 그런 식사를 했다. 구석기 다이어트는 우리 모두에게 이상적인 식단이자 정상 체중과 건강을 되찾아 줄 평생의 영양 계획이다. 구석기 다이어트는 우리의 유전자에 새겨진 자연의 섭리라고 할 수 있다.

　다행스럽게도 지난 25년 동안 전 세계의 과학자와 의사들은 최적 영양의 기본 원칙에 대한 의견의 일치를 보았다. 이는 애틀랜타 에모리 대학의 S. 보이드 이튼 박사의 공이 크다. 1985년 이튼 박사는 권위 있는 〈뉴잉글랜드 의학 저널〉에 '구석기시대의 영양학'이라는 획기적인 논문을 발표했다. 그는 이상적인 식생활을 구석기인들의 식습관에서 찾았다고 주장했다. 소수의 의사, 과학자, 인류학자들은 이 개념을 이해하고는 있었지만 이튼 박사의 논문으로 더욱 주목하게 되었다.

　이튼 박사는 자연도태에 의한 진화론을 식생활과 건강에 적용했다. 그의 전제는 단순했다. 우리의 유전자가 우리의 영양적 필요를 결정한다는 것이다. 그리고 유전자는 고대 조상들이 먹었던 음식을 포함하는 구석기 환경의 선택압selective pressures에 의해 형성되었다.

　현대의 다양한 음식은 우리의 유전자 체질과 상충된다. 250만 년이 지났어도 유전자 체질은 기본적으로 구석기시대 조상들과 똑같다. 결국 음식과 유전자 체질의 부조화가 현대인을 괴롭히는 질병의 원인이다. 유전적으로 필요한 유형의 음식을 부활시킨다면 우리는 살을 뺄 수 있을 뿐 아니라 건강과 행복도 되찾을 수 있다.

나는 20년간 음식과 건강을 연구했는데, 그중 11년은 구석기 다이어트의 개념을 연구하는 데 전념했다. 운 좋게도 이튼 박사와 함께 이 획기적인 아이디어를 다듬을 수 있었고 풍부한 새 증거들을 탐구했다. 세계의 일류 영양학자와 인류학자들과 협력하여 나는 수렵 채집인 조상들의 식습관을 알아낼 수 있었다. 그들의 식생활에 대한 이해는 오늘날 우리가 살을 빼고 건강을 증진하기 위한 식이요법을 위해 꼭 필요하다.

우리 연구진이 농경 이전 시대에 살았던 구석기인들에게서 얻은 다이어트 지식과 지혜가 오롯이 이 책에 담겨 있다. 1부에서는 구석기 다이어트의 기초와 더불어 구석기인들이 무엇을 먹었는지, 문명화되면서 우리가 원래의 식생활에서 얼마나 벗어나고 비만해졌는지를 소개한다. 2부에서는 어떻게 얼마나 살을 뺄 수 있는지, 구석기 다이어트로 어떻

들어가는 말

게 질병을 예방하고 치유할 수 있는지를 보여 준다. 3부에서는 구석기 다이어트를 실천하는 데 꼭 알아야 할 사항들을 설명한다. 3단계 식단 계획과 100가지 이상의 맛있는 구석기 요리법이야말로 구석기 다이어트의 핵심이다. 당신은 잘 먹으면서도 살이 빠지고 활력 넘치는 나날을 살게 될 것이다!

운동선수급 수렵 채집인들

1만 년. 인류가 지구상에서 살아온 250만 년에 비하면 큰 바다의 한 방울 물에 불과하다. 농업혁명은 1만 년 전에 시작되었다. 그 이전 즉 333세대 전까지 인류는 살코기와 과일과 채소를 먹었다. 수렵 채집에서 농업으로 전환한 이래 채 200세대가 지나지 않았다. 만약 당신이 에스키모(이누이트)나 아메리카 원주민이라면 겨우 4~6세대가 지났을 뿐이다. 순수한 수렵 채집인은 남미의 몇몇 소수 부족과 벵골만 안다만 제도의 부족을 제외하면 지구상에서 거의 사라졌다. 오래지 않아 인류를 성장시키고 번창시킨 고대의 생활 방식은 영원히 종말을 고할 것이다.

인류 본래의 생활 방식을 상실한다는 것은 심각한 문제다. 현대의 우리를 살펴보자. 우리는 잘못된 음식을 많이 먹느라 뚱뚱해졌다. 25세 이상 전체 미국인 남성의 68%와 여성의 64%가 과체중이거나 비만이다. 비만으로 인한 혈관 질환이 서서히 우리를 죽이고 있다. 미국인의 사망 원인 1위는 바로 심혈관 질환이다. 모든 사망자의 35% 즉 사망자 2.8명당 1명이 심혈관 질환으로 사망한다. 미국인 7,300만 명이 고혈압, 3,400만 명이 고콜레스테롤, 1,700만 명이 제2형 당뇨병을 앓고 있다.

현대인들은 구석기인들이 얼마나 건강했는지 모른다. 그들은 날씬하고 건강했다. 현대에 만연하는 심장병이나 다른 질병들도 없었다. 그러나 사람들은 토머스 홉스가 《리바이어던 The Leviathan》에서 썼듯이, 석기 시대 사람들이 '가난하고 더럽고 야만적이었으며 단명했다'고 추측한다.

실제로 인류학 기록들은 이런 추측을 뒷받침하지 않는다. 수렵 채집인에 관한 초기 유럽 탐험가와 모험가 들의 기록을 보면 거의 예외 없이 그들은 건강하고 힘이 세고 활기찼던 것으로 기술하고 있다. 이 책에서 자세히 설명하는 식생활 원칙과 운동 원칙을 따른다면 당신도 그들의 장점을 가질 수 있다.

나는 수렵 채집을 하는 원주민들의 사진 수천 장을 조사했다. 사진 속의 원주민들은 예외 없이 날씬하고 건강하며 근육질이었다. 20세기에 용케 살아남은 수렵 채집인에 관한 몇몇 의학 연구도 탐험가와 개척가 들의 초기 기록이 사실임을 보여 준다. 그들이 어디에서 살든, 그러니까 캐나다 극지든 오스트레일리아 사막이든 브라질 열대 우림이든 연구 진료 기록은 동일했다. 이 사람들에게는 현재 우리가 앓고 있는 만성 질환의 징후와 증세가 없었다. 진료 기록을 보니 그들의 체지방, 유산소 능력, 혈중 콜레스테롤, 혈압, 인슐린 대사가 현대인들보다 모두 훨씬 양호했다. 그들의 건강 수치는 거의 프로 운동선수급이었다.

고혈압은 심장병으로 이어지는 위험 요소인데 원주민들에게는 거의 없는 질환이다. 1960년대 말~1970년대 초까지 소금이 알려지지 않았던 브라질 북부와 베네수엘라 남부의 야노마모 인디오들에게는 고혈압이 전혀 없었다. 그들의 혈압은 나이가 들어도 높아지지 않고 오늘날의 기준으로도 매우 낮게 유지되었다. 덴마크 올보르에 있는 올보르 병원의 한스 뱅 박사와 예른 뒤에르베르 박사의 그린란드 이누이트에 대한 연구에 따르면, 동물성 식품이 60%나 넘게 포함된 식단에도 불구하고 1968~1978년까지 이누이트 2,600명 중 심장병이나 심장마비로 사망한 사람은 한 사람도 없었다. 미국의 유사 그룹 2,600명의 10년 동안 심장병 예상 사망자 수는 25명 정도 될 것이다.

구석기 다이어트의 영양 지침을 실천한다면 당신도 이누이트처럼 심장병 걱정이 없어질 것이다. 또한 고대 조상들처럼 날씬해지고 건강해질 것이다. 이것은 당신의 타고난 권리이자 누구나 누려야 할 특권이다. 식생활을 예전으로 되돌림으로써 당신의 생활은 전반적으로 나아질 것이다. 당신은 고대의 식생활 지혜와 현대 의학의 혜택이라는 두 세계의 장점을 동시에 누려야 한다.

-로렌 코데인

차 례

들어가는 말 로가닉 시대의 구석기 다이어트 4

01 구석기 다이어트 이해하기

그저 그런 저탄수화물 다이어트가 아니다 17
구석기 다이어트의 핵심 42
인류의 식생활 변천사 66

02 체중 감량과 질병 예방

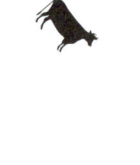

진짜 음식을 먹어야 살이 빠진다 101
대사증후군의 예방과 치유 122
음식과 질병 134

03 구석기 다이어트 프로그램

진짜 착한 식사법 159
구석기 다이어트 사용 설명서 181
구석기 운동법 217
구석기 다이어트로 살아가기 236

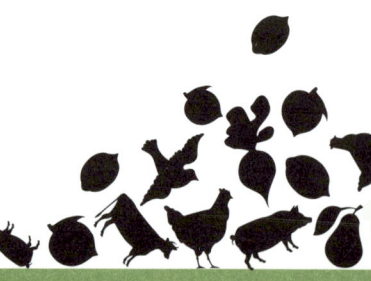

04 구석기 다이어트 레시피

시작하기 전에 245
석기시대 식품으로 대체하기 247
생선과 해산물 250
저지방 가축 고기 요리 256
야채 요리 271

05 구석기 다이어트 3단계 식단표

1단계 – 2주치 식단표 샘플 298
2단계 – 2주치 식단표 샘플 302
3단계 – 2주치 식단표 샘플 306

글을 마치며 자연과 인간의
정상 회복을 위하여 311

참고자료 316

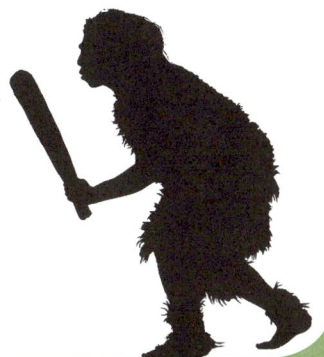

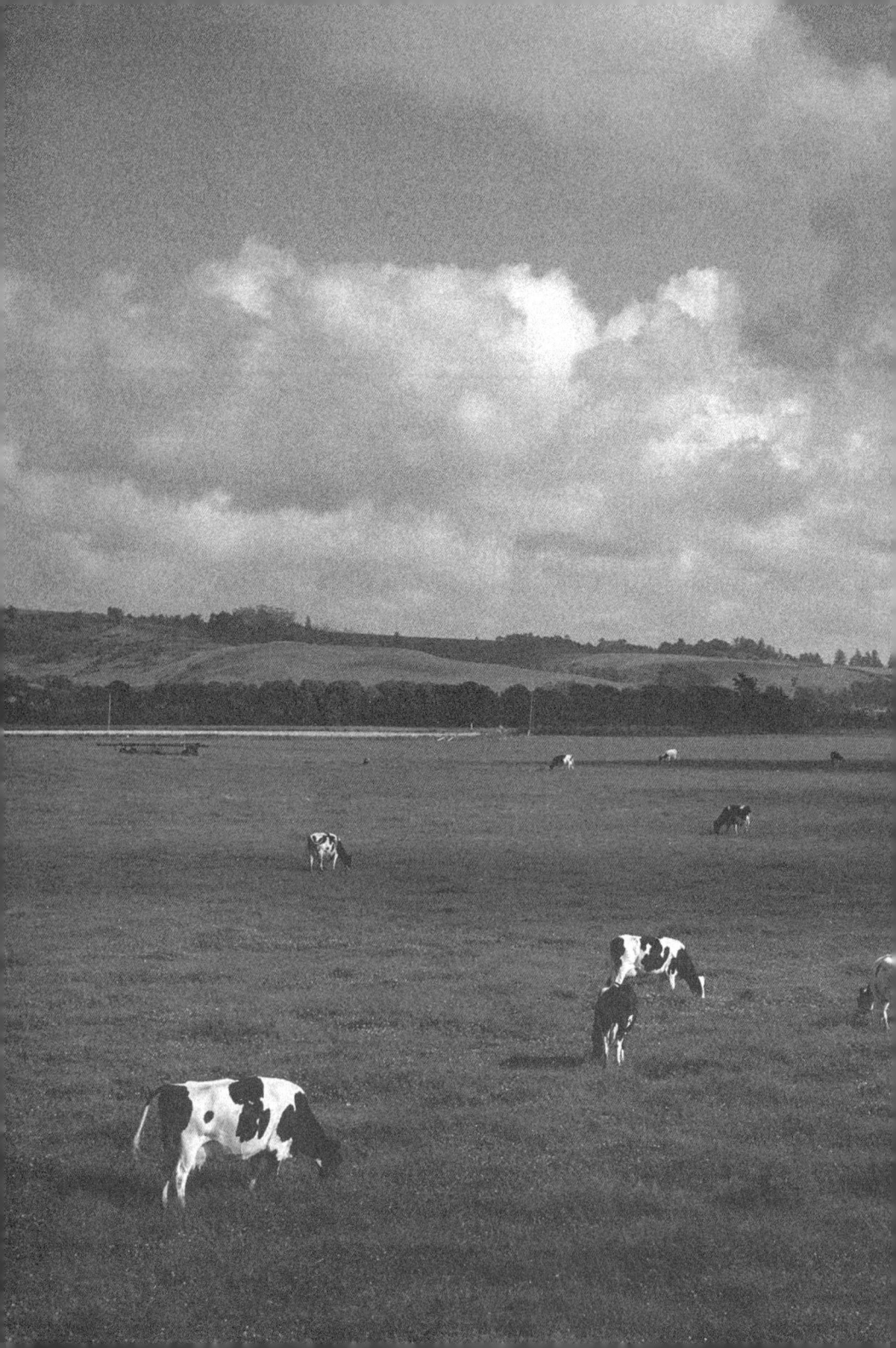

01
구석기 다이어트 이해하기

구석기 다이어트는 빠른 체중 감량, 효과적인 체중 조절, 무엇보다도 평생 건강의 최적 비법이다. 또한 수백만 년에 걸쳐 진화해 온 신체의 메커니즘과 협력하여 체중 증가와 만성적인 문명병을 방지하는 데도 탁월한 효과가 있다. 구석기 다이어트는 인류 원래의 보편적 식생활이자 따라 하기 쉽고 만족감을 주는 가장 현명한 식이요법이다.

유행하는 저탄수화물 식이요법에 비해 구석기 다이어트는 체중 감량을 촉진하는 동시에 건강과 행복을 증진하는 데 필요한 모든 영양소까지 포함하고 있다. 구석기 다이어트는 농경 이전 우리 조상들의 건강한 식단을 모방하여 설계되었다. 식물성 식품과 동물성 식품이 적절히 균형을 이루고, 체중 감량과 건강 증진에 필요한 적절한 비율의 단백질, 지방, 탄수화물이 포함되었다.

그저 그런 저탄수화물 다이어트가 아니다

요즘 유행하는 다이어트 트렌드는 무엇인가? 사람들은 살을 확 빼준다는 '마법의 책'을 찾아 헤맨다. 과연 방법이 모두에게 효과가 있을까? 무엇을 어떻게 먹어야 할까? 살을 빼면서도 공복감을 느끼지 않을 수 있을까? 우리의 건강과 행복을 위한 최고의 다이어트는 무엇일까?

나는 건강과 영양 전문가로서 20년간 그 해답을 찾아 왔다. 다이어트 방식을 둘러싸고 벌어지는 온갖 과장 광고와 상술, 혼란을 바로잡고 싶은 마음에 나는 탐구에 더욱 매진했다. 나는 단순하면서 완전한 진리를 찾아 헤맸고 그 해답을 과거에서 발견했다. 야생 동물과 물고기를 사냥하고 야생의 과일과 채소를 채집하여 살았던 고대인들, '수렵채집인'으로 알려진 그들이 해답이었다.

우리 연구진은 그들(200개 이상의 사회 집단)이 무엇을 먹었는지에 대한 연구 결과를 〈미국 임상 영양학 저널The American Journal of Clinical Nutrition〉에 발표했다. 우리는 그들이 먹었던 음식의 다양성에 놀랐다. 또한 우리가 먹는 음식을 그들이 먹지 않았다는 점에도 놀랐다. 이제부터 들려줄 이야기에 여러분도 놀라게 될 것이다.

구석기인들의 건강 비결

구석기인들은 현대의 우리와 밀접한 관련이 있다. DNA 증거를 보면 인간의 생리는 4만 년 동안 거의 변화하지 않았다. 사실 우리는 우주 시대를 살아가는 석기시대인이다. 우리가 필요로 하는 음식은 석기시대인과 똑같다. 우리의 유전자는 매일 먹는 음식을 자연 환경에서 사냥하고 낚시하고 채집했던 세계, 그러니까 더 이상 존재하지 않는 세계에 여전히 적합하다. 자연(신)은 문명이 발달하기 수천 년 전에, 사람들이 농사를 짓고 가축을 기르기 시작하기 수천 년 전에 우리 몸이 필요로 하는 것을 결정했다.

바꿔 말해 우리 유전자에는 최적의 영양을 위한 청사진, 우리를 건강하고 날씬하게 해주는 음식들을 정해 놓은 청사진이 새겨져 있다. 당신이 그 청사진의 설계자를 신이라고 믿든, 신이 개입한 자연도태에 의한 진화라고 믿든, 오로지 진화라고 믿든 결과는 모두 똑같다. 우리는 원래 먹도록 되어 있는 음식을 먹어야 한다.

당신이 소유한 자동차가 휘발유로 달리도록 만들어져 있다고 해보

자. 경유를 연료 탱크에 넣는다면 엔진에 무리가 간다. 이 원리는 인간에게도 똑같이 적용된다. 불과 333세대 전, 채집하고 사냥한 야생 동식물을 먹었을 때 우리의 몸은 가장 효율적으로 기능했다. 오늘날의 주식, 즉 곡물, 유제품, 정제 설탕, 기름진 고기, 짠 가공식품은 우리 몸의 신진대사 체계에 어울리지 않는 디젤유와 같다. 이런 음식들 때문에 몸에 이상이 생기고 살이 찌고 건강이 나빠져 결국 병에 걸린다.

거대한 진보에도 불구하고 우리는 자연이 우리를 위해 설계한 길에서 벗어나 있다. 예를 들어보자.

- 구석기인들은 유제품을 먹지 않았다. 가까스로 야생 동물을 한 마리 잡았다 하더라도 젖을 짠다는 게 얼마나 힘들었을지 상상해 보라.
- 구석기인들은 곡물을 거의 먹지 않았다. 이는 매우 충격적으로 들리지만, 대부분의 고대인은 곡류를 기껏해야 굶주림을 면해 주는 식품으로 여겼다.
- 구석기인들은 음식에 소금을 넣지 않았다.
- 구석기인들이 섭취한 유일한 정제 설탕은 벌꿀이었다. 그것도 운 좋게 발견했을 때만 먹을 수 있었다.
- 야생의 기름기 없는 동물성 식품이 식단에서 가장 큰 비중을 차지했다. 그들의 단백질 섭취량은 현대의 기준으로 매우 높았던 반면 탄

수화물 섭취량은 매우 적었다.
- 구석기인들이 섭취한 탄수화물은 대부분 비전분질의 야생 과일과 채소에서 나왔다. 결과적으로 그들의 탄수화물 섭취량은 현대인보다 훨씬 적었고 섬유질 섭취량은 훨씬 많았다.
- 구석기시대 식단의 지방은 현대 식단의 대부분을 차지하는 포화 지방이 아니라 건강에 좋은 단불포화 지방, 다불포화 지방 그리고 오메가-3 지방산이었다.

이 책과 함께 우리는 유전자에 새겨진 원래 식단으로 되돌아가야 한다. 구석기 다이어트는 빠른 체중 감량, 효과적인 체중 조절, 무엇보다도 평생 건강의 비결이 될 것이다. 또한 수백만 년에 걸쳐 진화해 온 신체의 메커니즘과 협력하여 체중 증가와 만성적인 문명병의 발병을 방지할 것이다. 구석기 다이어트는 인류 원래의 보편적 식생활이자 따라하기 쉽고 만족감을 주는 식이요법이다.

저탄수화물 다이어트의 문제점

구석기 다이어트는 저탄수화물 식단이다. 그렇지만 요즘 유행하는 저탄수화물 다이어트들과는 전혀 다르다. 이는 수백만 년의 영양학적 사실에 기초한 유일한 다이어트, 우리의 생물학적 필요와 체질에 이상적으로 들어맞는 식습관이며 수렵 채집인의 식생활과 가장 비슷한 식

식단의 영양소 비교

식단	단백질	탄수화물	지방
구석기 식단	19~35%	22~40%	28~47%
현대인 평균 식단	15.5%	49%	34%
유행하는 저탄수화물 식단	18~23%	4~26%	51~78%

단임을 명심하라. 따라서 요즘 유행하는 저탄수화물 다이어트나 현대의 식이요법과는 비교가 안 된다.

저탄수화물 다이어트들은 사실 적정 수준의 단백질을 포함하는 고지방 식이요법이다. 이 식이요법에는 조상들이 섭취한 다량의 단백질, 즉 구석기 다이어트 수준의 단백질이 들어 있지 않다. 실제로 조상들의 탄수화물 섭취량과 비교해 보면 현대 식이요법의 탄수화물 함량은 매우 적다. 저탄수화물 다이어트의 대부분은 기름지고 짠 육류(베이컨, 소시지, 햄)와 유제품(치즈, 버터, 크림)의 무제한 섭취를 허용하는 반면 과일과 채소의 섭취를 제한한다. 항암 효과가 있는 과일과 야채를 말이다! 이런 식이요법은 조상들의 식생활과는 거리가 멀다.

때로 저탄수화물 다이어트가 체중 감량에 효과적이기도 하지만 상당수의 다이어트 실행자들이 단기간에 목적을 이루는 대신 장기적인 건강과 행복을 잃기도 한다. 이런 다이어트를 권하거나 판매하는 사람들이 당신에게 절대 알리지 않는 사실이 있다. 저탄수화물 다이어트로 단기간에 살이 빠졌다는 것은 곧 근육과 간에 저장된 글리코겐(탄수화물)이 소모됐다는 것이다. 몸무게가 급속하게 줄어든 이유는 수분이 많이 빠져나갔기 때문이다.

저탄수화물 다이어트를 실천하여 장기적으로(몇 주 또는 몇 달) 살이 빠진다면 단순히 연소하는 칼로리가 섭취하는 칼로리보다 더 많기 때문일 뿐이다. 저탄수화물 다이어트는 심한 과체중 환자들의 인슐린 대사를 정상화한다. 인슐린 대사의 정상화는 혈당의 동요를 막고 덜 먹게 해서 체중 감량으로 이어질지도 모른다. 총 칼로리가 줄어들면 저밀도 지질단백 콜레스테롤(LDL, 나쁜 콜레스테롤) 수치가 낮아진다. 또한 탄수화물 섭취량이 감소하면(칼로리가 줄어들든 아니든) 거의 예외 없이 혈중 중성지방이 감소하고 혈중 고밀도 지질단백 콜레스테롤(HDL, 좋은 콜레스테롤)이 증가한다.

따라서 저탄수화물 다이어트로 칼로리 섭취가 줄어든다면 단기적으로 체중 감량과 혈액 화학치의 개선에 도움이 될지 모른다. 단 다이어트 실행자들이 조심해야 할 것이 있다. 1일 칼로리 섭취량을 줄이지 않고 저탄수화물 고지방 다이어트를 실천한다면 이는 '재난'이 될 것이다. 이유를 살펴보자.

저탄수화물 ≠ 저콜레스테롤

저탄수화물 고단백 다이어트를 지지하는 의사들의 어처구니없는 주장에도 불구하고, 치즈, 버터, 베이컨 같은 포화 지방을 많이 섭취하고 총 칼로리 섭취량을 줄이지 않는다면 콜레스테롤 수치는 올라간다. 의학계는 50년 전부터 이 사실을 알고 있었고 이는 신진대사 병동 연구를 통해 실증되었다. 이 연구의 대상자들은 그램을 재고 꼼꼼히 분석한 음식만을 먹었다. 저탄수화물 다이어트를 지지하는 의사들은 대상자 모두 탄수화물 섭취량을 충분히 줄이지 않았기 때문에 이 임상 시험은 근거가 안 된다고 주장한다. 그들은 저탄수화물이 반드시 저콜레스테롤을 보장하지는 않는다는 사실을 알아야 한다.

MIT 대학교의 스티븐 피니 박사와 연구진은 건강하고 날씬한 남성 9명을 대상으로 정상적으로 칼로리를 섭취하는 신진대사 병동 임상 시험을 했다. 대상자들은 35일 동안 육류, 어류, 계란, 치즈, 크림만을 먹었다. 이들은 탄수화물을 적게 섭취했지만(하루 20g 이하) 그것은 중요하지 않았다. 이들의 혈중 콜레스테롤 수치는 35일 만에 평균 159에서 208로 상승했다. 이 연구에서 팔미트산(포화 지방)이 많은 식단은 칼로리 섭취량이 정상이더라도 혈중 콜레스테롤 수치를 높인다는 것을 보여 줬다.

결국 저탄수화물 고지방 다이어트는 임시방편일 뿐이다. 최악의 경우 그것은 심장병과 심혈관 질환의 위험을 높이는 LDL 콜레스테롤 수치를 증가시켜 장기적으로 더 큰 문제를 일으킬 수 있다.

사람을 죽이는 지방 대 사람을 살리는 지방

구석기 다이어트와 저탄수화물 고단백 다이어트의 주된 차이점은 바로 지방이다. 현대의 저탄수화물 식이요법은 좋은 지방과 나쁜 지방을 구별하지 않고 뭉뚱그려 버린다. 단순히 탄수화물을 줄이는 것이 목표라서 지방은 고려하지 않는다.

사실 지방을 걱정해야 한다. 모든 지방이 똑같지 않으며 지방이 혈중 콜레스테롤과 심장병 발병률에 미치는 영향은 무시할 수 없기 때문이다. 문제는 지방이 좋은 식생활을 꾸려 보려는 사람들을 혼란스럽게 한다는 점이다. 또 지방은 서로 어슷비슷해 보인다. 포화 지방은 단불포화 지방 또는 다불포화 지방과 어떻게 다를까? 오메가-6 지방산은 오메가-3 지방산과 어떻게 다를까?

- 단불포화 지방은 좋다. 올리브유(오메가-9 지방산이 주성분, 비가열 방식 cold press으로 짜낸 향이 강한 엑스트라 버진 오일을 익히지 않고 먹는 것이 좋다), 견과류, 아보카도에 들어 있는 이 지방은 혈중 콜레스테롤 수치를 낮추고 동맥이 막히는 죽상동맥경화증(죽상경화증+동맥경화증)을 예방해 준다.

- 포화 지방은 대부분 나쁘다. 육류와 유제품, 빵에 들어 있는 이 지방

은 콜레스테롤 수치를 높이는 것으로 알려져 있다. 유일한 예외는 스테아르산이라 부르는 포화 지방이다. 스테아르산은 단불포화 지방처럼 혈중 콜레스테롤 수치를 낮춘다.
- 다불포화 지방은 좋은 종류와 나쁜 종류가 섞여 있다. 어유에 들어 있는 오메가-3 다불포화 지방은 건강에 좋은 지방으로, 혈액 화학치를 개선하고 만성 질환의 발병 위험을 낮춘다. 그러나 오메가-6 다불포화 지방(식물성 기름, 빵, 과자)은 너무 많이 섭취하면 암, 심장병, 고혈압, 알레르기, 비만, 불임 등의 위험이 따를 수 있다. 나아가 우울증, 폭력 성향 같은 정신 건강에도 불균형을 초래할 수 있다.

구석기인들은 단불포화 지방은 많이 섭취한 반면, 포화 지방과 다불포화 지방은 적당히 섭취했다. 다불포화 지방을 섭취할 때도 오메가-3와 오메가-6의 적절한 균형을 유지했다(1:1 또는 1:4의 비율이 좋다). 그들은 지금보다 오메가-6 다불포화 지방을 훨씬 적게 섭취했다. 게다가 야생 동물의 주된 포화 지방은 콜레스테롤 수치를 높이는 팔미트산이 아니라 건강에 좋은 스테아르산이었다. 반면 요즘에 배합 사료를 먹여 살을 찌우는 비육장에서 자란 소의 지방은 대부분 팔미트산이다.

지방은 식생활에서 얼마나 중요할까? 현대의 사례를 들어 보자. 지중해 연안에서 사는 사람들은 올리브유를 많이 먹는데, (올리브유를 그만큼 섭취하지 않는) 미국인이나 북유럽인보다 심장병으로 사망할 확률이 훨씬 낮다. 그런데 현대의 식단은 특정 포화 지방과 오메가-6 지방산이 많으며, 애석하게도 심장을 건강하게 하고 동맥을 보호하는 오메가-3 지방산이 부족하다. 오메가-3 지방산은 인슐린 저항성을 완화하여 혈당을 낮추지만 오메가-6 지방산은 혈압과 인슐린 저항을 높인다. 오메가-3 지방산은 저밀도 콜레스테롤을 낮추고 고밀도 콜레스테롤의 수치를 높여 나쁜 콜레스테롤을 내다 버리는 역할을 한다.

수렵 채집인들을 살펴보면 혈중 콜레스테롤 수치가 매우 낮았고 심장병이 거의 없었다. 결론적으로 식이지방dietary fat이 심장병을 예방하는 주요인이라고 볼 수 있다.

주목받는 포화 지방

《구석기 다이어트》의 초판에서 나는 베이컨, 햄, 살라미, 소시지 같은 기름진 가공육을 피해야 한다고 강조했다. 혈중 콜레스테롤 수치를 높이는 포화 지방이 과도하게 들어 있기 때문이다. 이 메시지는 여전히 유효하지만 새로운 정보로 구석기 다이어트의 기본 관점이 약간 바뀌었다. 그렇다고 베이컨과 가공육을 실컷 먹어도 된다는 말은 아니다. 가공육은 고기(근육)의 인조 혼합물로, 육류 가공업체나 정육점에서 지방이 인위적으로 혼합되는데, 그들은 조상들이 먹었던 야생 동물 고기의 진짜 지방산 따위는 개의치 않는다. 비정상적인 지방산(오메가-6와 포화 지방산이 많고 오메가-3가 적다)에 더하여 기름진 가공육에는 아질산염 같은 방부제가 잔뜩 들어간다. 아질산염은 장에서 암을 유발하는 니트로사민으로 바뀐다. 설상가상으로 이 비정상적인 고기에는 소금, 고과당 옥수수시럽(액상 과당), 밀 같은 곡류 그리고 건강에 악영향을 끼치는 첨가제들이 잔뜩 들어 있다.

공장에서 생산되는 가공육은 조상들이 먹었던 야생 동물 고기와는 거리가 상당히 멀다. 그렇다면 우리가 일상적으로 먹는 가공하지 않은 기름진 고기나 비육장에서 키워 도살되는 지방이나 방부제를 첨가하지 않은 고기는 어떨까? 티본스테이크, 돼지 갈비, 양 갈빗살, 기름진 가축 고기들도 문제가 있을까?

대부분의 독자는 사냥꾼이 아닐 테니 사슴, 엘크, 영양 같은 야생 동물의 사체를 본 적이 없을 것이다. 비육장에서 키운 소의 사체와 야생 동물의 사체를 직접 대조해 볼 기회도 없었을 것이다. 사실 육안으로는 비교가 잘 안 된다. 우리 연구진은 야생 동물과 비육장에서 키운 소의 화학 분석을 한 후, 그 연구 결과를 권위 있는 영양 학술지에 발표했다.

야생 동물은 피하 지방이 거의 없고 근육 사이의 지방(마블링)도 거의 없다. 이와 대조적으로 비육장에서 키운 소는 10~15cm 두께의 흰 지방층이 온몸을 덮고 있다. 현대 축산업이 낳은 이 인공 소는 비만하고 병들어 있다. 근육에는 우리가 마블링이라 부르는 지방이 침투해 있다. 마블링은 고기 맛을 좋게 하지만 사람과 마찬가지로 소에게 인슐린 내성을 일으키고 건강을 해친다. 야생 동물은 마블링이 거의 또는 전혀 없다.

    비육장에서 키우는 소는 후반생 동안 오로지 곡물(옥수수와 수수)만 먹기 때문에 건강에 좋은 오메가-3 대신 오메가-6 지방산만 고도로 쌓이게 된다. 곡물을 먹인 가축 고기는 야생 동물과 비교가 안 된다. 소고기 티본스테이크 1인분인 100g에는 포화 지방이 9.1g이나 들어 있는 반면 그에 상응하는 들소 고기에는 포화 지방이 0.9g밖에 들어 있지 않다. 티본스테이크 1인분의 포화 지방량을 섭취하려면 들소 고기를 10

가축 고기와 야생 동물 고기의 총 지방 비교

기름진 가축 고기	지방 %	포화지방 g
돼지 갈빗살	51	4.80
소고기 티본스테이크	66	9.08
양 갈빗살	75	9.95
닭다리살	58	4.33
평균 = 62.5		7.04
야생 동물 고기	**지방 %**	**포화지방 g**
들소고기 로스트	16	0.91
영양고기 로스트	17	0.97
무스고기 로스트	7	0.29
사슴고기 로스트	19	1.25
평균 = 14.8		0.86

배 이상 먹어야 할 것이다.

수렵 채집인 조상들이 우리가 섭취하는 양과 비슷하게 포화 지방을 섭취하기란 어려웠을 것이다. 그렇다면 포화 지방은 왜 심장병을 일으킬까? 구석기 다이어트 실천자들은 포화 지방 섭취를 줄이기 위해 식단에서 기름진 가축 고기를 빼야 할까? 이에 대한 대답은 텍사스 사우스웨스트 의료원의 마이클 브라운 박사와 요셉 골드스타인 박사가 포화 지방이 LDL 수용체를 하향 조절한다는 사실을 발견하여 노벨의학상을 수상한 25년 전에도 그랬듯이 명백하지 않다. 이들의 발견과 이후의 임상 시험들을 통해 동일한 상황에서 특정 포화 지방(스테아르산을 제외한 라우르산, 미리스트산, 팔미트산)이 혈중 콜레스테롤 수치를 상승시킨다는 사실이 명백히 밝혀졌다. 이는 부인할 수 없지만 논란은 계속되었고 최근 영양학계와 의료계에서도 의견이 둘로 갈리었다. 누구든지 혈중 콜레스테롤의 수치가 높아지면 반드시 심혈관 질환의 위험이 높아지는가?

과학계가 지난 몇 년 동안 이 문제로 논란을 벌여 왔지만, 우리는 진화 모형이 올바른 대답으로 이끈다는 사실을 명심해야 한다. 죽상동맥경화증을 예로 들어보자. 이 증세는 심장에 피를 공급하는 동맥에 플라크(콜레스테롤과 칼슘)가 형성되는 것을 말한다. 플라크가 생성되면 심장동맥이 점점 좁아지다가 막혀서 심장마비가 일어난다는 것이 원래의 생각이었지만 지금은 그 생각이 틀렸다는 것을 알게 되었다.

지난 10년 동안 동맥이 플라크로 막히는 모든 단계에 염증이 관계한다는 사실이 분명하게 밝혀졌다. 실제로 심장마비를 일으키는 결정적 요인은 심장동맥이 점점 좁아지는 과정이 아니라 섬유 피막의 파열에 있다. 섬유 피막은 심장동맥에 형성되는 죽상판을 둘러싸 동맥벽에서 분리시키는 기능을 한다. 만성적인 약한 염증은 섬유 피막의 파열을 유발하며, 심장동맥에 혈전을 만들어 심장마비로 이어진다. 만성 염증이 없으면 심장마비는 거의 또는 전혀 일어나지 않을 것이다.

그렇다면 기름진 고기의 포화 지방이 죽상동맥경화증으로 알려진 동맥 폐색을 일으킬까? 진화의 증거를 보면 대답은 분명히 예스이다. 펜실베이니아 하네만 대학의 병리학자인 마이클 짐머만 박사는 알래스카의 영구 동토층에 수백 년 동안 얼어붙어 묻혀 있던 에스키모(이누이트) 미라 몇 구를 해부하는 흔치 않은 기회를 얻었다. 첫 번째 미라는 53세 여성으로 1972년 세인트로렌스 섬의 동토에서 발견되었다. 방사선 탄소 연대 측정을 통해 그녀는 기원전 400년 산사태에 매몰되어 사망한 것으로 드러났다. 해부를 통해 미라 여성의 심장동맥에 경미한 죽상 경화가 있었지만 심장마비의 증거는 없는 것으로 밝혀졌다. 두 번째 미라는 40~45세의 여성으로, 1520년 알래스카 배로 곶 근처에서 얼음 진흙 사태로 사망했다. 이 미라도 심장동맥에 죽상 경화판이 형성되어 있었다.

전 세계의 수렵 채집인들에 대한 나의 예전 연구들을 통해, 이 에스키모 여성들의 식생활에 고래, 바다코끼리, 바다표범, 연어, 사향소, 순록을 포함하는 야생 동물성 식품이 거의 전부(97%)를 차지했다는 사실을 알아냈다. 그들은 극북 지역(북위 63~71° 사이)에서 살았기 때문에 식물성 식품을 구할 수 없었다. 따라서 그들의 탄수화물 섭취량을 사실상 제로였지만 그들도 죽상동맥경화증에 걸렸다. 어쨌든 포화 지방을 많이 섭취하면 죽상동맥경화증에 걸린다는 브라운 박사와 골드스타인 박사의 주장은 옳았다. 그럼에도 불구하고 고고학적 증거와 의학 증거를 보면 전통적인 방식으로 생활하고 식생활을 하는 에스키모인에게는 심장마비나 뇌졸중으로 인한 사망자가 거의 또는 전혀 없었다.

그렇다면 이제 포화 지방과 심장병 문제에 대해 마무리 지어야 할 사실이 있다. 기름진 가공육과 비육장에서 키운 고기의 과도한 섭취에 따른 포화 지방이 혈중 콜레스테롤 수치를 상승시키지만, 면역 체계에 만성적인 염증이 없다면 심장병이나 뇌졸중으로 사망할 가능성은 없다는 점이다.

나의 새로운 조언은 이것이다. 구석기 다이어트의 기본 원칙을 충실히 따른다면 조상들이 그랬던 것처럼 활력이 넘치고 건강할 것이다. 우리 몸에 만성 염증을 일으키는 식품인 곡류, 콩류, 유제품, 정제 설탕, 짠 가공식품 대신 오염되지 않은 고기와 내장을 먹었던 원시시대의 생존가生存價(생존 번식에 기여하는 유용성)는 경이로운 것이었다. 이 주제는 나의 다음 책 《구석기 다이어트로 살아가기 Living the Paleo Diet》에서 더 심도 있게 다룰 것이다.

진정한 탄수화물 공급원, 과일과 채소

저탄수화물 다이어트의 큰 문제점은 건강에 좋은 과일과 채소를 거의 먹지 않는다는 점이다. 이롭든 해롭든 모든 유형의 탄수화물을 하루 30~100g으로 철저히 제한한다는 세부 규칙 때문에 과일과 채소는 끼어들 자리가 없다. 낭패다.

항산화제antioxidant(몸의 질병을 유발하거나, 노화를 촉진하는 활성산소를 막아 세포가 산화하는 것을 저지하는 물질로 비타민 A, C, E, 셀레늄, 아연, 타우린 등), 식물성 화학물질, 섬유소가 풍부한 과일과 야채는 심장병, 암, 골다공증과의 싸움에서 가장 강력한 동맹군이다. 하지만 파파야 한 개(탄수화물 59g), 오렌지 한 개, 사과 한 개, 브로콜리와 당근 주스 한 잔(탄수화물 75g)조차도 저탄수화물 다이어트의 제한으로 볼 때는 위험하다. 야채와 과일이 풍부했던 수렵 채집인의 식단에 비하면 조족지혈에 불과하지만 말이다.

사실 인류의 원래 탄수화물 공급원, 즉 우리를 수백만 년 동안 살아남게 해준 식품은 GI 지수혈당지수, Glycemic Index가 높아 혈당을 급격히 치솟게 할 수 있는 전분질의 곡류와 감자가 아니었다. GI 지수가 낮아 혈당을 최소한 점진적으로 상승시키는 야생 과일과 채소였다. 구석기 다이어트에서 섭취하는 탄수화물은 그것이다. 이런 비전분질 탄수화물은 혈당과 인슐린 수치를 정상화하고 체중 감량을 촉진할 뿐만 아니라 하루 종일 활력이 넘치게 해준다.

골다공증과 연관성

과일과 채소의 알려지지 않은 이로움은 나이와 함께 찾아오는 '골다공증'이라 불리는 골밀도 손상을 늦춰 주고 예방해 주는 효능이다. 터프츠 대학의 캐서린 터커 박사와 연구진은 남녀 노인들의 뼈 미네랄 수치를 조사했는데 과일과 채소를 많이 먹는 사람들이 미네랄 밀도가 높고 튼튼한 뼈를 갖고 있다는 사실을 발견했다.

그렇다면 칼슘은 어떨까? 치즈를 많이 먹으면 골다공증을 예방할 수 있을까? 해답은 다소 복잡하다. 저탄수화물 고단백 다이어트의 가장 큰 아이러니는 고칼슘 치즈의 무제한 섭취를 허용하지만 장기적으로 거의 예외 없이 골 손실과 골다공증이 발견되었다는 사실이다. 어째서일까? 치즈에서 칼슘을 많이 섭취하더라도 과일과 채소의 부족을 보충하기에는 충분하지 않기 때문이다.

영양학자들은 이런 차이를 설명하기 위해 '칼슘 평형'이라는 용어를 쓴다. 칼슘 평형이란 칼슘 섭취량과 배출량의 차이다. 사람들은 칼슘 섭취의 중요성을 들어 알고 있다. 하지만 칼슘 평형의 다른 부분, 그러니까 칼슘을 얼마나 배출하는가도 그에 못지않게 중요하다. 칼슘 섭취가 적더라도 칼슘 배출 또한 적다면 칼슘 평형은 가능하다.

일반 식품의 산성도-알칼리성도(100g 비율)

산성 식품	+값	알칼리성 식품	-값
〈곡류〉		〈과일〉	
현미	+12.5	건포도	-21.0
으깬 귀리	+10.7	블랙 커런트	-6.5
스파게티	+6.5	바나나	-5.5
에그 누들	+6.4	살구	-4.8
콘플레이크	+6.0	키위	-4.1
흰쌀	+4.6	체리	-3.6
호밀빵	+4.1	배	-2.9
밀빵	+3.8	파인애플	-2.7
흰빵	+3.7	복숭아	-2.4
〈유제품〉		사과	-2.2
파르메산(파마산) 치즈	+34.2	수박	-1.9
가공 치즈	+28.7	〈채소〉	
경질 치즈	+19.2	시금치	-14.0
하우다(Gouda) 치즈	+18.6	셀러리	-5.2
카망베르 치즈	+14.6	당근	-4.9
코티지(cottage) 치즈	+8.7	주키니 호박	-4.6
전유	+0.7	꽃양배추	-4.0
콩류		감자	-4.0
땅콩	+8.3	서양 무	-3.7
렌즈콩	+3.5	가지	-3.4
완두콩	+1.2	토마토	-3.1

〈육류, 생선, 알류〉		상추	-2.5
송어	+10.8	치커리	-2.0
칠면조	+9.9	리크	-1.8
닭고기	+8.7	양파	-1.5
달걀	+8.1	버섯	-1.4
돼지고기	+7.9	피망	-1.4
소고기	+7.8	브로콜리	-1.2
대구	+7.1	오이	-0.8
청어	+7.0		

    반면 매일 치즈를 잔뜩 먹더라도 섭취하는 칼슘보다 배출하는 칼슘이 더 많아지면 칼슘 평형이 무너질 수 있다.

    칼슘 손실을 결정하는 주된 요인은 또 다른 평형, 즉 '산-알칼리 평형'이다. 식단의 산성도가 높으면 소변으로 칼슘이 많이 빠져나간다. 그러면 알칼리성 식품을 더 많이 먹어서 칼슘을 유지해야 할 것이다. 샌프란시스코 캘리포니아 대학의 내 동료인 앤서니 세바스찬이 〈뉴잉글랜드 의학 저널〉에 발표한 연구에 따르면, 칼륨이나 중탄산염(알칼리성)을 섭취하는 것만으로 체내의 산 생성이 중화되고 칼슘의 소변 배출이 감소하고 뼈 형성이 촉진되는 것으로 밝혀졌다. 〈뉴잉글랜드 의학 저널〉에 실린 459명의 남녀를 대상으로 한 추적 보고서에서, 존스 홉킨스 대학의 로렌스 어펠 박사는 과일과 채소(알칼리성 식품)가 풍부한 식단이 칼슘의 소변 배출을 현저하게 감소시켰다고 밝혔다.

곡류, 유제품, 육류, 짠 가공식품, 달걀은 체내에서 산성 부하를 일으킨다. 산성 부하를 일으키는 주범은 단연 칼슘의 풍부한 공급원인 경질 치즈이다. 과일과 채소를 충분히 먹지 않고 산성도 높은 식품을 먹는다면 골 손실과 골다공증이 촉진될 수 있다.

실제로 모든 과일과 채소는 체내에서 알칼리성 부하를 만든다. 구석기 다이어트를 실천할 때 뼈 손실을 유발하는 음식의 과도한 산성도를 걱정할 필요는 없다. 1일 칼로리의 35% 이상을 알칼리성 과일과 채소로 육류의 산성을 중화하기 때문이다.

독이 되는 소금

저탄수화물 고단백 다이어트에서는 소금의 위험성을 고심하지 않는다. 일부에서는 소금의 사용을 권장하기까지 한다. 하지만 소금이 고혈압, 뇌졸중, 골다공증, 신장 결석, 천식은 물론 암과도 관련이 있다는 의학적 증거는 엄청나게 많다. 소금은 또한 불면증, 멀미, 메니에르 증후군(이명), 임신자간전증(임신중독증)의 요인으로도 간주된다.

소금은 나트륨과 염화물로 구성되어 있다. 대부분 소금이 건강에 좋지 않은 것은 전적으로 나트륨 탓이라고 생각하지만, 염화물도 똑같이 해롭다. 미국인은 하루에 평균 10g의 소금을 섭취한다(나트륨 4g과 염화물 6g을 섭취하는 셈). 곡류, 유제품, 육류처럼 염화물은 소화된 후에 신장에 산성 부하를 일으킨다. 또한 염화물 함량이 높기 때문에 소금은 우리 식단을 더 산성화하는 주범이다.

구석기인들은 소금을 거의 사용하지 않았고, 저탄수화물 다이어트에서 권장하는 짠 치즈, 가공 육류, 생선 통조림 같은 음식을 전혀 먹지 않았다. 당신의 몸을 생각한다면 식탁에서 소금통을 치우고 냉장고 안의 염장 식품, 가공식품, 포장 식품 그리고 통조림을 없애라.

에너지원이 되는 단백질

반세기가 걸렸지만 과학자들은 붉은 고기가 몸에 좋지 않다는 오명을 씌웠을 때 버리지 않아야 할 것까지 함께 버렸다는 실수를 깨달았다. 고기는 단백질과 지방의 혼합물이다. 야생 동물과 해산물의 살코기는 단백질이 80%이고 지방이 20%이다. 하지만 베이컨과 쏘시지 같은 기름진 가공육은 칼로리의 무려 75%를 지방으로, 25% 이하만을 단백질로 채운다. 건강 문제를 야기하는 것은 단백질이 아니라 높은 함량의 특정 포화 지방과 팔미트산이 분명한데도 철저히 무시되었다. 고기의 단백질은 억울하게도 악당이 되었다.

여기서 다시 까마득한 과거에서 배우는 중요한 교훈이 있다. 200만 년 이상 우리 조상들은 제지방fat-free 단백질이 풍부한 음식을 먹어 왔다. 그런 음식은 에너지를 줄 뿐만 아니라 과일과 채소와 결합하여 건강을 유지하도록 도왔다.

신진대사를 촉진시키는 단백질의 열 효과

제지방 단백질이 어떻게 건강과 체중 조절에 영향을 미치는가를 연구한(겨우 지난 10년 동안에 이루어졌다) 과학자들은 우리 조상들이 모두 옳았다는 것을 깨달았다. 제지방 단백질이 살과의 싸움에서 가장 강력한 아군이라는 점을 알아냈다. 단백질의 '열 효과'는 지방이나 탄수화물의 2배로, 이는 단백질이 신진대사를 향상시킨다는 의미다. 달리 말하자면, 단백질의 열 효과는 신진대사를 촉진하고 똑같은 열량의 지방이나 탄수화물을 섭취할 때보다 더 많은 칼로리를 연소시킨다. 또한 단백질은 지방과 탄수화물보다 '포만도'가 더 높아서 포만감을 주는 데도 1등 공신이다.

구석기 다이어트에서 내가 제시한 원칙-모두 수십 년의 과학 연구 결과에 기초했고 우리 조상들에 의해 수백 년 동안 입증되었다-을 따라 식사에 제지방 단백질을 더 많이 포함하면 신진대사가 활발해지고 식욕이 줄어들면서 군살이 빠지기 시작할 것이다.

제지방 단백질과 심장병

구석기 다이어트는 우리에게 날씬한 외모 이상의 것을 가져다준다. 다른 저탄수화물 다이어트와 달리 구석기 다이어트는 심장에 좋다.

캐나다 웨스턴 온타리오 대학의 버나드 울프 박사에 따르면, 고단백 다이어트는 총 콜레스테롤과 나쁜 LDL 콜레스테롤과 중성지방(혈류에 떠돌아다니는 지방)을 낮추어 주는 동시에 좋은 HLD 콜레스테롤을 증가시키는 데 저지방 고탄수화물 다이어트보다 더 효과적이다. 호주 멜버른 왕립 공학연구소의 내 동료 닐 만은 최근 살코기를 많이 먹는 사람이 채식주의자보다 호모시스테인(동맥을 손상시키고 죽상동맥경화증을 걸리게 하는 혈액 속의 독성 물질)의 혈중 수치가 낮다는 사실을 입증했다. 결론을 말하자면, 고단백 다이어트는 혈액 화학치에 이로운 변화를 가져오며 심장병에 걸릴 위험도 줄여 준다.

고단백 다이어트는 인슐린 대사를 향상시키고 혈압을 낮추며 심장발작의 위험을 줄여 준다고 판명되었다. 또한 유방암에 걸린 여성의 생명을 연장시키기도 했다.

일부 사람들은 고단백 다이어트가 신장에 해롭다고 말해 왔다. 그렇지 않다. 코펜하겐의 왕립 수의학 농업대학의 과학자들은 이런 통념을 일시에 잠재웠다. 아르네 아스트럽 박사와 연구진은 과체중인 사람 65명에게 6개월 동안 고단백 다이어트를 실행했더니 그들의 신장이 증가된 단백질 수치에 쉽게 적응한다는 사실을 발견했다. 뿐만 아니라 신장 기능은 시험 말기까지 완벽하게 유지되었다.

지금이야말로 단백질 섭취에 관심을 가져야 할 때가 아닐까? 구석기 시대 조상들이 그랬던 것처럼 매 끼니마다 살코기와 생선을 먹기로 결심한다면 이제껏 건강을 위해 내린 가장 바람직한 결단이 될 것이다.

유행하는 저탄수화물 식이요법에 비해 구석기 다이어트는 체중 감량을 촉진하는 동시에 건강과 행복을 증진하는 데 필요한 모든 영양소까지 포함하고 있다. 구석기 다이어트는 농경 이전 우리 조상들의 건강한 식단을 모방하여 설계되었다. 식물성 식품과 동물성 식품이 적

구석기 다이어트 VS 저탄수화물 다이이어트

항목	구석기 다이어트	유행하는 저탄수화물 다이어트
단백질	높음(19~35%)	보통(18~23%)
탄수화물	보통(22~40%)	낮음(4~26%)
총 지방	보통(28~47%)	높음(51~78%)
포화 지방	보통	높음
단불포화 지방	높음	보통
다불포화 지방	보통	보통
오메가-3 지방산	높음	낮음
총 섬유소	높음	낮음
과일과 채소	높음	낮음
견과류와 씨앗	보통	낮음
소금	낮음	높음
정제 설탕	낮음	낮음
유제품	없음	높음

절히 균형을 이루고, 체중 감량과 건강 증진에 필요한 적절한 비율의 단백질, 지방, 탄수화물이 포함되었다.

그러니 유행하는 저탄수화물 다이어트에 속지 마시길.

구석기 다이어트는 꾸준한 체중 감량 효과를 즐기며 평생 실천할 수 있는 건강하고 맛있는 식단이다.

구석기 다이어트의 핵심

구석기 다이어트로 당신은 유전자에 새겨진 식단을 되찾을 것이다. 불과 333세대 전에 지구상의 모든 인류가 실천했던 식생활, 비록 현대가 망각했으나 반드시 돌아가야 할 식생활이다.

구석기 다이어트는 쉽다. 이제 그 기본 원칙을 소개하겠다.

1. 먹을 수 있는 모든 살코기, 생선, 해산물
2. 먹을 수 있는 모든 과일, 비전분질 채소
3. 곡류 금지
4. 콩류 금지(견과류 제외)
5. 유제품 금지
6. 가공식품 금지

구석기 다이어트는 지방이 없는 식단이 아니라 '나쁜 지방'이 없는 식단이다. 그렇다고 광적으로 엄격한 다이어트도 아니다. 오히려 서구화된 식단에 들어 있는 동맥을 틀어막는 지방이 적으면서 견과류와 올리브유 그리고 연어와 다른 냉수성 어류에 함유된 저지방 단백질과 좋은 지방이 풍부할 뿐이다.

구석기 다이어트의 원칙을 따라해 보는 3단계 식단표가 있다. 단계마다 제한된 횟수의 자유식이 포함되기 때문에 와인이나 맥주 등 기호식품을 즐기는 것도 허용된다. 구석기 다이어트는 속성의 체중 감량 식이요법이 아니라 평생의 식사 프로그램이기 때문에 약간의 위반과 개인적 기호를 수용할 수 있는 유연성이 있다.

구석기 다이어트를 시도해 보면 처음부터 식욕이 줄어들고 신진대사가 향상되는 것을 느낄 수 있다. 숱한 다이어트가 동반하는 배고픔이나 요요 현상 없이 살이 빠지고 몸의 균형을 찾을 수 있다는 의미다. 게다가 탄수화물의 양을 일일이 계산할 필요도 없다. 좋은 탄수화물, 즉 혈당지수가 낮은 과일과 채소의 탄수화물을 섭취할 수 있다. 굳이 칼로리를 계산할 필요도 없다. 배부를 때까지 먹으면 된다. 이것이야말로 우리의 다이어트가 지향하는 바다. 자연의 풍성함을 즐기는 동안 살이 빠지고 건강해지는 것!

동물성:식물성=55:45

우리 연구진은 수렵 채집인 집단의 식품 섭취를 분석해서 이상적인 비율을 발견했다. 칼로리의 절반이 약간 넘는 55%는 살코기, 내장육(창자, 골수 등), 생선, 해산물에서 나오고 나머지는 과일과 채소, 견과류, 건강에 좋은 기름에서 나온다는 것을 알아냈다.

우리는 또한 구석기인들이 먹었을 만한 모든 식물성·동물성 식품에 대한 분석을 철저하게 수행해 보았다. 분석 결과 일곱 가지 특징을 발견하게 되었다.

구석기 다이어트의 일곱 가지 특징

1. 현대 식단과 비교해 볼 때 동물성 단백질을 비교적 많이 섭취한다.
2. 현대 다이어트에서 권장하는 양보다 탄수화물을 적게 섭취한다. 단 곡류, 전분질의 덩이줄기 채소, 정제 설탕이 아니라 과일과 채소의 좋은 탄수화물을 많이 섭취한다.
3. 비전분질의 과일과 채소에 들어 있는 섬유소를 많이 섭취한다.
4. 적절한 양의 지방을 섭취한다. 나쁜 지방(트랜스 지방과 특정 포화 지방)보다 좋은 지방(단불포화 지방과 다불포화 지방)을 더 많이 섭취하며, 오메가-3와 오메가-6는 거의 비슷한 양을 섭취한다.
5. 칼륨 함량이 높고 나트륨 함량은 낮은 식품을 먹는다.
6. 알칼리성으로 치우친(총 알칼리성 부하의) 식사를 한다.

7. 식물성 화학물질, 비타민, 미네랄, 항산화제가 풍부한 식품을 먹는다.

이것이야말로 건강을 증진시키고 만성 질환의 위험을 최소화하면서 군살을 빼주는 비법이자 우리의 유전자에 새겨진 식생활이다.

슈퍼마켓에 있는 건강식품

만성적인 문명병으로부터 자유로운 수렵 채집인들과 똑같은 건강을 누리려고 굳이 야생 동물 고기를 먹을 필요는 없다. 구석기 다이어트의 주식은 주변의 슈퍼마켓에서 구할 수 있는 살코기, 내장육, 생선, 해산물이기 때문이다.

다음은 구석기 다이어트를 구성하는 고단백 식품들을 단백질 순으로 나열한 것이다.

- 껍질 벗긴 칠면조 가슴살(단백질 94%)
- 새우(단백질 90%)
- 붉돔(단백질 87%)
- 게(단백질 86%)
- 넙치(단백질 80%)
- 송아지 췌장(단백질 77%)
- 대합 찜(단백질 73%)

- 돼지 안심 살코기(단백질 72%)
- 소 염통(단백질 69%)
- 참치 구이(단백질 68%)
- 송아지고기 스테이크(단백질 68%)
- 소고기 등심 스테이크(단백질 65%)
- 닭 간(단백질 65%)
- 껍질 벗긴 닭가슴살(단백질 63%)
- 소 간(단백질 63%)
- 기름기 없는 소 옆구리살 스테이크(단백질 62%)
- 기름기 없는 돼지 갈빗살(단백질 62%)
- 홍합(단백질 58%)

햄버거, 달걀, 치즈, 우유, 콩류가 고단백 식품이라고 생각할 수도 있지만 다시 살펴보자. 다음 식품들 중 어느 것도 단백질 함량에 관한 한 살코기와 생선과는 비교가 안 된다.

- 달걀(단백질 34%)
- 치즈(단백질 28%)
- 콩류(단백질 27%)
- 양 갈빗살(단백질 25%)

- 햄버거(단백질 24%)
- 말린 살라미(단백질 23%)
- 돼지고기 소시지(단백질 22%)
- 베이컨(단백질 21%)
- 전유(젖소에서 짠 그대로의 우유)(단백질 21%)
- 간 소시지(단백질 18%)
- 볼로냐(단백질 15%)
- 핫도그(단백질 14%)
- 곡물(단백질 12%)
- 견과류(단백질 10%)

굳이 골수(수렵 채집인들이 좋아했던 음식)를 먹을 필요는 없지만, 골수가 구석기인들에게 좋았던 이유가 있다. 골수는 단불포화 지방의 주요 공급원이다. 단불포화 지방은 콜레스테롤 수치를 낮추고 유방암과 심장병의 위험을 줄여 준다. 견과류, 아보카도, 카놀라유 올리브유에 단불포화 지방이 들어 있다.

1장에서 언급한 좋은 지방인, 만성 질환의 예방에 중요한 오메가-3를 얻기 위해 뇌수(수렵 채집인들의 별미)를 찾을 필요도 없다. 슈퍼마켓에서 파는 다음의 식품에서 오메가-3를 풍부하게 얻을 수 있다.

- 생선과 해산물 : 연어, 고등어, 청어, 넙치 같은 냉수어류
- 아마씨유 : 샐러드드레싱, 영양 보조제로 사용
- 간
- 야생 동물 고기
- 방목 닭고기
- 풀을 먹여 키운(방목) 소고기
- 오메가-3 강화 계란
- 호두, 마카다미아
- 녹색 채소 잎
- 어유 캡슐

도시락 준비와 외식의 지침

매 끼니마다 살코기, 해산물, 과일, 채소를 먹으려면 준비와 정성이 필요하다. 번거로운 듯하지만 일단 익숙해지면 제2의 천성이 될 것이다. 바쁜 직장인들도 집 밖에서 진짜 음식을 챙겨 먹을 수 있으며, 자주 여행하거나 외식해야 하는 사람들도 그렇게 할 수 있다. 차츰 그 맛에 길들여지고 입맛이 바뀔 것이다.

구석기 다이어트 성공자가 되는 비결은 준비한 도시락을 일터나 학교로 가져가는 것이다. 닭가슴살, 토마토, 당근, 사과나 배 한 개를 곁들인 도시락보다 더 간단하고 훌륭한 건강식은 없다. 게다가 중독성

도 있다.

외식할 때도 몇 가지 지침만 지킨다면 어렵지 않다. 되도록 야채샐러드, 올리브유, 레몬즙, 카페인이 없는 커피나 허브 차를 권한다. 패스트푸드 세상에서 어떻게 구석기 다이어트를 실천할 것인지는 8장에서 상세히 설명하겠다.

습관처럼 먹었던 곡류, 유제품, 정제 설탕, 가공식품을 빼고도 더 맛있고 좋은 음식의 풍미와 다양성을 즐길 수 있을 것이다. 아침 식사로 오메가-3 강화 계란에 게살과 아보카도를 채우고 복숭아 살사 소스를 끼얹은 오믈렛은 어떤가? 점심 식사로 와인 소스로 뭉근하게 끓인 가자미 살코기에 시금치 샐러드와 시원한 가스파초 수프를 곁들이는 것은 어떤가? 저녁 식사로 돼지 등심 로스트와 찐 브로콜리에 아마씨유를 친 야채샐러드, 메를로 와인 한 잔, 아몬드 조각을 섞은 블랙베리 한 접시는 구미가 당기지 않는가? 이는 별책에 있는 100가지가 넘는 구석기 요리법과 6주 식단표의 일부일 뿐이다.

구석기 다이어트 : 진정한 영양의 집합

영양학자들은 곡물과 유제품, 콩류를 배제한 식이요법에는 중요한 영양소가 부족하기 때문에 이를 실행하려면 극히 신중한 계획이 필요할 거라고 생각할 것이다. 구석기 다이어트는 그렇지 않다. 오히려 우리에게 필요한 영양소를 100% 제공하기 때문이다. 우리 연구진은 구석기 다이어트의 조합을 수백 가지로 바꾸어 가며 영양 성분을 분석했는데, 식품의 종류뿐만 아니라 비율도 변경해 보았다. 거의 모든 식단 조합에서 비타민과 미네랄의 함량은 정부의 하루 권장량을 초과한다. 또한 심장병과 암을 예방해 주는 영양소의 함량에서도 현대의 곡류-유제품 위주의 식단을 능가한다.

- 비타민 C
- 비타민 B12
- 비타민 B6
- 엽산
- 마그네슘
- 크롬
- 칼륨
- 셀레늄
- 수용성 섬유질
- 오메가-3 지방산과 단불포화 지방
- 베타카로틴과 식물성 화학물질

위와 같이 구석기 다이어트는 철분, 아연, 비타민 B12, 비타민 B3, 오메가-3 같은 채식 위주의 식단과 요즘의 평균 식단에 부족한 영양소가

구석기 다이어트 실행자의 하루 영양 섭취량

영양소	하루 섭취량	하루 권장량
칼로리	2,200kcal	100%
단백질	190g	379%
탄수화물	142g	-
지방	108g	-
포화 지방	21g	-
단불포화 지방	54g	-
다불포화 지방	21g	-
오메가-3 지방산	6.7g	-
수용성 비타민		
티아민(B1)	4.6mg	417%
리보플라빈(B2)	3.6mg	281%
리아신(B3)	56.2mg	374%
피리독신(B6)	5.9mg	369%
코발라민(B12)	10.3μg	513%
비오틴	113μg	174%
엽산	911μg	506%
판토텐산	11.5mg	209%
비타민 C	559mg	932%
지용성 비타민		
비타민 A	6,861μg	858%
비타민 D	0μg	0%
비타민 E	26.5mg	331%

비타민 K	945.5µg	1,454%
다량 미네랄		
나트륨	813mg	-
칼륨	8,555mg	-
칼슘	890mg	111%
인	2,308mg	289%
마그네슘	685mg	245%
미량 미네랄		
철분	21.5mg	143%
아연	19.8mg	165%
구리	3.5mg	155%
망간	6.4mg	181%
셀레늄	0.147mg	267%
식이섬유소	47g	-
베타카로틴	3,583µg	-

매우 풍부하다.

    구석기 다이어트를 실천하는 25세 여성의 하루 영양 섭취량을 잠깐 살펴보자. 2,200kcal 중 절반은 동물성 식품에서 절반은 식물성 식품에서 얻는데, 모두 슈퍼마켓에서 구할 수 있는 것들이다.

    아침 식사로 그녀는 멜론 반쪽과 연어 구이 340g을 먹는다. 점심으로 새우와 시금치/야채샐러드(삶은 왕새우 7마리, 익히지 않은 시금치 3컵, 당근 1개, 오이 1개, 토마토 2개, 레몬즙/올리브유/양념 드레싱)이다. 저녁으로는 기름기 없는 돼지 갈빗살 2대, 찐 브로콜리 2컵, 야채샐러드(로메인 상추 2컵, 토마토 반쪽, 얇게 썬 자주색 양파 1/4컵, 아보카도 반쪽, 레몬즙 드레싱)를 먹는다. 신선한 또는 냉동 블루베리와 아몬드 조각 1/4컵으로 식사를 끝낸다. 간식으로는 아몬드 조각 14개와 식은 돼지 갈빗살을 먹는다.

위에서 본 바와 같이 구석기 다이어트는 영양소가 매우 풍부하다. 2,200kcal 표본 식단의 구성은 단백질 33%, 탄수화물 25%, 지방 42%이다. 비타민 D를 제외한 모든 영양소의 1일 섭취량은 정부 권장량의 1.5~10배에 달한다. 건강에 좋다는 채식주의 식단도 이런 영양소 수준에는 미치지 못한다. 구석기 다이어트는 심장병과 암을 예방해 주는 베타카로틴 같은 식물성 화학물질, 항산화 비타민(A, C, E), 미네랄(셀레늄)이 풍부하다. 특히 풍부한 비타민 B군(B6, B12, 엽산)은 죽상동맥경화증의 잠재 위험 요인인 호모시스테인의 수치가 높아지는 것을 예방하고 결장암, 척추 갈림증, 선천적 신경관 결손의 위험을 낮춘다.

여기서 지방 함량(총 칼로리의 42%)이 평균적인 식단(총 칼로리의 45%)보다 약간 높지만 그것도 좋은 지방, 즉 콜레스테롤을 줄여 건강에 좋은 단불포화 지방과 다불포화 지방이다. 실제로 단불포화 지방 섭취량은 포화 지방 섭취량의 2배이다. 또한 많은 함량의 오메가-3 지방산은 피를 맑게 하고 중성지방을 낮추어 심박동 이상이나 심장병 예방에 도움이 된다. 더욱이 콜레스테롤을 줄여 주는 섬유소도 풍부해서 배변 기능을 정상화한다.

마지막으로 구석기 다이어트는 짠 가공식품과 무관하기 때문에 나트륨(그리고 염화물) 함량은 매우 낮은 반면 칼륨 함량은 매우 높다. 이런 고칼륨-저나트륨 평형은 고혈압, 신장 결석, 천식, 골다공증, 암, 그리고 고염분 식단과 관련된 것으로 알려진 다른 만성 질환들의 예방에 도움이 된다.

구석기 다이어트에서 얻는 비타민 D의 양은 미미하다. 비타민 D는 어간유를 제외하고 모든 식품에 극미량만 들어 있기 때문인데 다행히 음식 대신 태양에서 필요한 양을 전부 얻을 수 있다(햇빛의 자외선에 노출되면 피부 안의 콜레스테롤에서 비타민 D를 합성한다). 구석기인들은 많은 시간을 야외에서 보낸 덕분에 햇빛에서 필요한 비타민 D를 얻었다. 현대에는 햇빛 노출의 부족으로 적정 수준의 비타민 D를 합성하지 못하는 사람들이 많다(그런 까닭에 우유, 마가린, 다른 가공식품에 비타민 D를 첨가한다). 되도록 매일 햇볕을 쬐어야 한다. 해가 짧은 겨울철이나 너무 바쁘다면 비타민 D 보충제를 복용할 것을 권한다.

구석기 다이어트의 가장 중요한 요소는 다량의 단백질 섭취다. 하루 권장량의 거의 4배나 많다. 이렇게 많은 함량의 단백질은 신진대사를 향상시키고 식욕을 감퇴시켜 체중 감량에 도움이 된다. 덴마크 코펜하겐의 왕립 수의학 농업대학의 소렌 터브로 박사와 연구진이 1999

년 〈국제 비만 저널 International Journal of Obesity〉에 발표한 임상 보고서를 보면 체중 감량에 관한 한 고단백 저칼로리 다이어트가 저칼로리 고탄수화물 다이어트보다 훨씬 더 효과적인 것으로 밝혀졌다. 또한 저지방 단백질이 많으면 콜레스테롤이 줄어들고 중성지방이 감소하고 좋은 HDL 콜레스테롤이 증가되어 고혈압, 심장 발작, 암 발병 위험이 줄어든다. 또한 충분한 양의 알칼리성 과일과 채소가 더해져 골다공증을 예방해 준다.

현대인의 평균 식단 : 재난에 가까운 식사

이제 25세 여성의 2,200칼로리 식단을 비교해 보자. 대신 진짜 음식(살코기, 과일, 채소)의 대부분을 가공식품, 곡물, 유제품으로 대신한다. 미국 농무부의 먹이 피라미드는 매일 곡류를 6~11서빙(serving은 한 번에 먹는 분량으로, 곡류 1서빙은 시리얼 1컵, 베이글 1/4개, 파스타 1컵, 야채 1서빙은 방울토마토 5개, 셀러리 5개, 당근 1개, 과일 1서빙은 사과 반 개, 바나바 반 개, 큰 포도 15알, 유제품 1서빙은 우유 반 잔, 치즈 큐브 3개, 육류 1서빙은 닭가슴살 1/4개)을 먹도록 권장한다.

아래에 있는 영양소 구성은 미국인의 평균 식단으로 25세 이상의 미국인 남성 68%와 여성 55%가 과체중이나 비만이 되게 만든 주범이다.

아침 식사로 25세 여성은 덴마크 페이스트리 하나, 전유 230ml와 설탕 1작은술을 넣은 콘플레이크 2컵, 크림 1작은술과 설탕 1작은술을

현대 미국인의 평균 식단 분석

영양소	하루 섭취량	하루 권장량
칼로리	2,200kcal	100%
단백질	62g	57%
탄수화물	309g	-
지방	83g	-
포화 지방	29g	-
단불포화 지방	19g	-
다불포화 지방	10g	-
오메가-3 지방산	1g	-
수용성 비타민		
티아민(B1)	1mg	95%
리보플라빈(B2)	1.1mg	87%
니아신(B3)	11mg	73%
피리독신(B6)	0.3mg	20%
코발라민(B12)	1.8μg	88%
비오틴	11.8μg	18%
엽산	148μg	82%
판토텐산	1.8mg	32%
비타민 C	30mg	51%
지용성 비타민		
비타민 A	425.0μg	83%
비타민 D	3.1μg	63%
비타민 E	2.7mg	34%

구석기 다이어트

비타민 K	52.0μg	80%
다량 미네랄		
나트륨	2,943.0mg	-
칼륨	2,121.0mg	-
칼슘	887.0mg	111%
인	918.0mg	115%
마그네슘	128.0mg	46%
미량 미네랄		
철분	10.2mg	68%
아연	3.9mg	33%
구리	0.4mg	19%
망간	0.9mg	28%
셀레늄	0.04mg	73%
식이섬유소	8g	-
베타카로틴	87μg	-

넣은 커피 한 잔을 먹는다. 아침 식사로 섭취하는 다량의 정제 탄수화물 때문에 그녀의 혈당치는 급격히 떨어지고 오전 중반에 다시 배고픔을 느낀다. 그래서 윤기 도는 도넛 1개와 크림과 설탕을 넣은 커피 한 잔을 마시지만 정오가 되자마자 다시 배가 고프다. 그녀는 사무실 근처의 맥도날드로 가서 쿼터 파운드 치즈 버거 1개, 감자튀김 스몰, 콜라

340ml를 주문한다. 저녁 식사로는 치즈 피자 2조각, 토마토 반 개를 넣고 사우전드 아일랜드 드레싱 2작은술을 끼얹은 상추 샐러드 한 접시를 먹는다. 그리고 레몬라임 소다수 340ml를 마신다. 이제 완전히 실패한 이 식단의 영양소를 검토해 보자.

이 식단은 가공식품 위주 식단의 잘못을 대변한다. 이것은 구석기 다이어트의 일곱 가지 특징 전부, 즉 우리의 유전자에 새겨진 식생활에 어긋난다. 칼슘과 인을 제외하고 모든 영양소가 하루 권장량을 밑돈다. 이 식단의 단백질 섭취량은 겨우 62g(하루 권장량의 57%)으로 구석기 다이어트 190g(하루 권장량의 379%)과 크게 비교된다. 단백질은 콜레스테롤을 낮추고 인슐린 감수성을 향상시키며 신진대사를 촉진하는 동시에 (식욕을 충족시켜) 체중 감량에 도움을 준다.

비록 이 여성의 식단에 고기는 매우 적지만 포화 지방 함량(29g)이 구석기 다이어트보다 38% 더 높다. 더 나쁜 것은 지방의 배합이다. 콜레스테롤을 낮추는 다불포화 지방과 단불포화 지방 총량은 겨우 29g이다. 대조적으로 구석기 다이어트의 다불포화 지방과 단불포화 지방의 합계는 75g이다. 이 식단에서 오메가-3의 하루 섭취량은 1g뿐으로 구석기 다이어트의 풍부한 6.7g과 차이가 크다. 곡류 위주에, 가공식품이 가득한 현대인의 식단이 심장병을 촉진한다는 사실이 놀랄 만한 일일까?

이제 비타민 B6(하루 권장량의 20%), B12(하루 권장량의 88%), 엽산(하루 권장량의 82%)을 살펴보자. 이 여성의 식단에는 동맥을 손상시키고 더 나아가 심장병을 유발하는 독성 물질인 호모시스테인의 형성을 막아주는 세 가지 비타민이 모두 부족하다. 부족한 엽산은 결장암과 척추 갈림증, 선천적 신경관 결손의 위험을 증가시킬 수 있다.

특히 이 식단이 구석기 다이어트보다 나트륨이 3배나 더 많지만 칼륨은 4배가 적다는 사실에 주목할 필요가 있다. 이런 미네랄 불균형은 산-알칼리 불균형 때문에 건강을 해치고 고혈압, 골다공증, 신장 결석, 천식, 심장 발작, 특정 암을 악화시킨다. 마그네슘의 하루 섭취량도 아주 적다(하루 권장량의 46%). 마그네슘 부족은 혈압과 콜레스테롤 수치를 상승시키고 불규칙한 심박동을 일으켜 심장병의 위험을 높일 뿐만 아니라 신장 결석의 형성도 촉진한다.

과일과 채소의 항산화 비타민과 식물성 화학물질을 많이 섭취하는 것이야말로 암과 심장병의 위험을 줄일 수 있는 최상의 전략이다. 불행하게도 곡류, 유제품, 가공식품, 기름진 고기가 과일과 채소를 대신하면 자동적으로 과일과 채소에서 얻는 건강에 좋은 항산화제와 식물성 화학물질의 섭취가 줄어든다. 위 사례의 하루 권장량 비율을 보면 비타민 A(53%), 비타민 C(51%), 비타민 E(34%), 셀레늄(73%)은 구석기 다이어트의 비타민 A(858%), 비타민 C(932%), 비타민 E(331%), 셀레늄(267%)과 비교가 안 된다. 구석기 다이어트는 현대의 식단보다 베타카로틴(천연 식물성 항산화제)을 51배나 더 함유하고 있다.

이 식단은 또한 아연(하루 권장량의 33%)과 철분(하루 권장량의 68%)이 부족하다. 이것은 비타민 A와 C의 섭취 부족과 함께 면역 시스템을 악화하고 감기와 감염에 취약하게 한다.

현대의 식단은 정제 곡물(6서빙)과 설탕(123g)으로 채워져 있기 때문에 혈당과 인슐린 수치를 높인다. 인슐린이 끊임없이 상승하면 고인슐린 혈증 즉 대사증후군이라 부르는 복합 질병, 예를 들어 제2형 당뇨병, 고혈압, 고콜레스테롤, 비만 등의 위험을 높인다. 마지막으로 중요한 것은 섬유소이다. 구석기 다이어트의 섬유소 47g에 비해 현대의 식단은 겨우 8g이 들어 있다.

많은 영양학자들은 이 사례의 식단이 건강에 좋다고 말할 것이다. 탄수화물 비율이 높고(총 칼로리의 55%) 총 지방 섭취 비율이 낮기(총 칼로리의 34%) 때문이다. 이것은 귀가 따갑도록 들어왔던 메시지이다. 건강에 좋은 식단은 탄수화물을 많이, 지방을 적게 함유해야 한다는 것이다. 그러나 실제 대부분의 고탄수화물 저지방 다이어트는 비만, 심장병, 암, 다른 많은 만성 질환을 촉진하는 재난에 가깝다고 할 수 있다.

단맛과 짠맛

사람들이 좋아하고 먹어서 살찌는 식품은 설탕, 전분, 지방, 소금을 과다하게 함유하고 있다. 게다가 이들은 사람들이 과식하기 쉬운 모든 음식의 조리에 많이 들어간다.

자연의 단맛은 거의 과일에 존재한다. 이것이 바로 우리 조상들이

'단것'에 대한 욕망, 즉 딸기에 끌린 이유다. 하지만 그들은 단맛 이상의 것, 즉 섬유소, 비타민, 미네랄 같은 생존 가능성을 높여 주는 좋은 영양소까지 덤으로 얻었다. 동시에 구석기인들은 짠맛도 찾았다. 소금은 우리의 건강에 절대적으로 필요하긴 하지만 많이 섭취할 필요는 없다. 과일과 채소, 살코기에 들어 있는 미량의 소금으로도 충분하다. 그들은 소량의 나트륨과 다량의 칼륨을 섭취하여 입에도 몸에도 좋은 균형을 유지할 수 있었다. 그러나 오늘날의 가공식품에는 소금이 지나치게 많다.

진짜 음식 대 가짜 음식

우리가 먹는 많은 음식은 가짜다. 자연 식품이 아니라 만들어진 식품이기 때문이다. 흰 밀가루를 그냥 먹을 수 있을까? 당연히 못 먹는다. 밀가루 자체는 밋밋하고 맛이 없다. 목이 메어 삼키기도 어려울 것이다. 하지만 물과 이스트, 소금, 식물성 기름, 설탕을 넣고 구우면 고소한 빵이 된다. 똑같이 혼합하여 경화 유지에 튀긴 다음 설탕을 입히면 맛있는 도넛이 된다. 또 밀가루 반죽에 바나나와 호두를 넣고 구운 다음 설탕과 마가린을 입히면 바나나 호두 빵으로 변신한다. 당신이 좀 더 건강을 챙기는 사람이라면 통밀가루와 벌꿀로 먹거리를 대체하고는 '건강식품'이라고 부를 수 있다.

구석기시대에 전분 식품은 짜지 않았다. 지금 우리는 짭짤한 감자칩과 콘칩을 먹는다. 단 음식은 지방이 전혀 없었다. 지금 우리는 느끼한 아이스크림과 초콜릿을 먹는다. 기름진 음식은 전분이 거의 없었다. 지금 우리는 기름지고 전분을 함유할 뿐 아니라 달콤한 도넛을 먹는다.

전분, 지방, 설탕, 소금으로 만든 가공식품은 과식하기 쉽다. 저녁 식사 후에도 파이, 아이스크림, 초콜릿을 먹을 여지가 있다. 그렇다면 셀러리나 닭가슴살 구이는 어떨까? 과체중인 사람들은 저녁 식사를 배불리 먹은 후에도 아이스크림 한 통을 간단히 먹어 치울 수 있다. 그럼 이들이 찐 브로콜리도 그만큼 먹을 수 있을까? 여기서 요점은 진짜 음식, 그러니까 과일, 채소, 살코기는 과식하기 어렵다는 것이다. 과일과 채소는 포만감을 주는 천연 섬유소를 공급한다. 섬유소는 혈당지수가 낮기 때문에 혈당을 정상화하면서 식욕을 감소시킨다. 살코기의 단백질은 빠르게 허기를 채워 주고 포만감을 느끼게 한다. 닭가슴살 두 개만으로도 포만감을 느낄 수 있다. 그렇다면 피자 두 조각으로도 포만감을 느낄 수 있을까?

가짜 음식은 우리의 식욕을 왜곡하여 실제 필요한 양보다 더 먹게 한다. 도넛, 콘칩, 크로와상, 밀 크래커 같은 음식은 대부분 고지방에 고당지수 탄수화물이라는 이중고를 겪게 한다.

순수한 고지방 음식은 식욕을 자동 조절한다. 욕지기가 나기 전에 버터를 적당히 먹을 수 있고 배가 부르면 저절로 수저를 놓게 된다. 그러나 고당지수 탄수화물이 지방에 슬쩍 끼어들면 배가 부른데도 지방을 계속 당기게 만든다. 탄수화물에 소금과 설탕이 첨가된다면 지방의 맛이 더 좋아지고 계속 먹고 싶게 된다. 또한 고당지수 탄수화물은 당신의 몸을 속여서 여전히 허기를 느끼게 한다.

예를 들어 도넛을 먹을 때 고당지수 탄수화물은 혈중 인슐린 수치를 급격히 상승시킨다. 동시에 '글루카곤'이라 부르는 호르몬의 혈중 수치는 떨어지는 경향이 있다. 이런 화학치 변화는 두 가지 중요한 대사 연료인 지방과 포도당을 제한함으로써 신진대사의 악화를 야기한다. 그러면 저혈당증이라는, 역설적으로 식욕을 자극하여 방금 식사를 했는데도 공복감을 느끼게 된다. 고지방 저당지수 탄수화물 식품은 계속 공복감을 주는 악순환의 주범이다. 게다가 혈당과 인슐린 수치의 과도한 상승을 야기하고 급격한 체중 증가를 촉진한다.

고과당 옥수수 시럽은 이 악순환을 더욱 악화시킬 수 있다. 과당은 인슐린 내성을 강력하게 촉진하는데 거의 모든 가공식품에 첨가된다. 청량음료, 달콤한 식품, 구운 곡물 식품에 들어 있어서 칼로리를 계산하는 사람들은 되도록 멀리하는 요소이다.

그러니 인류의 진짜 음식, 과일과 채소와 살코기를 가까이 하라.

구석기 다이어트의 효과

구석기 다이어트의 핵심은 진짜 식습관을 유지하는 것이다. 몸이 가벼워지고 활력이 솟아나는 것을 보장할 수 있다. 오후의 무력감이나 중압감을 견딜 필요도 없을 것이다. 아침에 당신은 기분 좋게 일어나 새로운 날을 맞이할 기대로 설렐 것이다. 당신은 날이 갈수록 좋아지고 몇 주가 지나 옷이 약간 헐렁해졌다는 사실을 알아차릴 것이다. 정상적이고 건강한 몸무게를 되찾을 때까지 살이 꾸준히 빠질 것이다. 한두 달 만에 그렇게 되는 사람도 있는 반면 6개월이나 1년이 걸리는 사람도 있다. 심각한 비만이나 건강 문제가 있는 사람은 조금 더 걸릴 수도 있지만 중요한 것은 반드시 그렇게 될 것이라는 점이다.

많은 사람들이 고질적인 부비동염이 낫고 아침에 관절이 뻣뻣한 증세가 줄어들며 배변 기능이 정상화되는 것을 체험했다. 구석기 다이어트를 실행한 지 몇 주 만에 소화불량, 속 쓰림, 위산 과다 증세가 완화되거나 심지어 완전히 사라졌다.

고콜레스테롤과 비정상적인 혈액 화학치로 걱정하던 사람들이 구석기 다이어트를 시작하고 2주 안에 개선되었다. 혈중 중성지방 수치는 며칠 안에 떨어지고 좋은 HDL 콜레스테롤도 급격히 늘어날 것이다. 구석기 다이어트를 실행한 대부분이 첫 2주 안에 혈중 총 콜레스테롤과 HDL 콜레스테롤이 줄어드는 것을 경험했다.

구석기 다이어트는 제2형 당뇨병, 심혈관계 질환, 고혈압, 신장 결석, 천식, 골다공증 환자에게 상당한 도움이 된다. 더불어 복강 질환, 포진피부염, 류머티즘(류머티스 관절염), 다발성경화증(중추신경계 질환으로 뇌와 척수에 걸쳐서 작은 탈수脫髓 변화가 산발적으로 일어나는 병), 쇼그렌 증후군(인체 밖으로 액체를 분비하는 외분비샘에 림프구가 스며들어 침과 눈물 분비가 감소하여 구강 건조 및 안구 건조 증상이 나타남) 같은 자가면역 질환에도 효능이 있으며 암 발병 위험을 낮춰 준다.

그러니 구석기 다이어트로 잘 먹으면서 날씬해지고 건강해지라.

인류의 식생활 변천사

눈 깜짝할 사이. 이것이 장대한 인류 역사에서 볼 때 인간이 식량을 경작하고 가축을 길러 온 기간이다. '농업혁명'이라는 거대한 변화가 일어난 이후, 겨우 333세대가 지났을 뿐인데 우리는 고대 조상들이 먹었던 음식과 거의 단절되어 버렸다. 농업이 우리에게 가져다준 이른바 '새 음식'(대부분이 새로운 음식인지조차 알지 못하지만)은 옛 음식을 재빨리 대체해 버렸다.

많은 사람들은 곡류, 유제품, 콩류, 가축 고기, 정제 설탕이 늘 우리 식생활에 존재했다고 생각하지만 이는 대단한 착각이다. 우리는 구석기인들을 활기차고 날씬하고 만성 질환들로부터 자유롭게 했던 식생활을 재발견할 필요가 있다. 그들의 유전자 청사진과 정확히 일치하는 음식은 지금 우리의 유전자 청사진과도 일치하는 좋은 음식이다.

그런 음식은 무엇일까? 구석기인들이 무엇을 먹었는지 어떻게 알 수 있을까? 연구진은 지난 10년 동안 이 질문을 파고들었고 네 가지 정보를 신중하게 종합하여 그 해답을 찾았다고 확신한다.

- 화석 기록
- 현재 수렵 채집인의 식단
- 침팬지의 식단
- 야생 동물과 식물의 영양소

구석기시대는 뗀 석기가 처음 만들어졌던 250만 년 전 아프리카에서 시작되었다. 여기서 최초로 고대 농업이 시작되었으며 1만 년 전에 중동에서 끝났다. 구석기시대에는 약 스무 인종의 고대인이 살았다. 이 책의 목적 때문에 여기서는 우리 직계 조상들의 식단만을 다룰 것이다. 우리의 시원인 250만 년 전부터 농경이 시작된 1만 년 전까지 인류의 식생활에서 살코기가 주식이었음을 보여 주는 증거를 우리는 다양하게 찾을 수 있었다.

골수 속의 DHA 섭취로 두뇌가 커진 인류

인류가 원래 채식주의자였다는 견해는 화석과 인류학적 기록에 나타나는 진화 증거와 상반된다. 현재의 우리는 살코기에 큰 빚을 졌다.

실제로 고대 조상들이 고기 없는 식생활을 했다면 지금의 우리는 없었으리라고 암시하는 과학적 증거는 많다. 나는 과학자가 되지 못했을 것이고 여러분도 이 책을 읽지 못했을 것이다. 그리고 우리 모두는 가장 가까운 동물 친척인 침팬지와 별 다를 바가 없었을 것이다.

어째서일까? 침팬지는 털이 많고 소화 기관이 크다. 그리고 이 나무에서 저 나무로 건너다닌다. 500만~700만 년 전 인류 이전의 조상들도 그랬다. 진화 계통수가 그 증거인데, 인간은 인류라는 종으로 진화했지만 유전적으로 말해서 우리는 침팬지와 겨우 1.7% 다를 뿐이다.

침팬지는 일반적으로 채식을 하며(곤충과 새알을 먹고 이따금 작은 동물도 잡아먹긴 하지만), 초식 동물의 특징인 크고 튀어나온 배를 가지고 있다(말과 소도 볼록한 배를 가지고 있다). 유인원은 섬유질 많은 식물 위주의 음식에서 영양소를 얻기 위해 크고 활동적인 소화 기관이 필요하다.

250만 년 전, 우리 조상들은 그들의 큰 소화 기관을 더 큰 뇌와 맞바꾸기 시작했다. 현대 인간의 복부는 침팬지보다 40% 더 작아지고 두뇌는 침팬지보다 3배 더 커졌다. 그 전환점은 조상들이 고기를 먹으면 더 많은 에너지가 생긴다는 사실을 알았을 때 찾아왔다. 세월이 흐르면서 그들의 배는 줄어들기 시작했다. 섬유질을 처리하는 여분의 공간이 필요 없어졌기 때문이다. 예전의 소화 기관에서 필요로 했던 모든 에너지는 두뇌로 돌려졌고, 두뇌의 크기는 2배에서 3배로 커졌다. 영양소 밀도가 높은 동물성 식품을 먹지 못했다면 인간을 인간답게 한 대용량 두뇌로 절대 진화하지 못했을 것이다. 고기와 동물성 식품은 문자 그대로 우리의 유전자(게놈)를 만든 주인공이었다.

흥미롭게도 인간의 두뇌가 커지기 시작하던 시기 직전에 새로운 도구 즉 조상들이 사냥하거나 고기를 해체하는 데 사용했던 칼과 조잡한 석제 무기가 등장했다. 화석 동물 뼈에서 발견되는 칼자국 그리고 전 세계의 고고학 유적지에서 수집한 증거(독일의 멸종된 안티쿠스 코끼리 갈비뼈 사이에 끼인 채 발견된, 주목으로 만든 12만 5,000년 전의 창)를 통해 우리는 그 사실을 알게 되었다.

처음에 인간의 사냥 실력은 그리 뛰어나지 못했다. 초기에는 사자 같은 육식 동물을 뒤쫓아 다니며 남은 고기를 먹는 수준이었기 때문에 부족할 뿐이었다. 게다가 굶주린 사자는 뼈 외에는 거의 남기지 않았다. 하지만 예리한 돌(돌 모루와 돌망치)를 이용해 초기 조상들은 두개골과 뼈를 깨트려 뇌수와 골수 같은 보물을 찾아낼 수 있었다.

골수 지방은 초기 인간의 소화 기관을 줄어들게 할 수 있었던 주된 에너지 공급원이었다. 동물의 뇌수는 두뇌를 발달시키는 '도코사헥사엔산'Docosahexaenoic acid, DHA이라는 오메가-3 지방산을 함유하고 있으며 DHA는 두뇌 조직의 구성 요소이다. DHA는 '세포의 가속 페달'이라고 할 수 있다. 우리의 두뇌, 눈, 심장, 정자의 꼬리에 많이 있으며 빠른 속도를 요구하는 임무를 수행하기 때문이다.

DHA를 섭취하지 못했다면 우리 뇌 용량의 엄청난 팽창은 결코 없었을 것이다. 고기, 골수, 뇌수를 먹지 못했다면 인류 조상들은 절대 열대의 아프리카를 떠나 더 추운 지역으로 진출할 수 없었을 것이다. 추운 유럽에서 식물성 식품에만 의존했다면 굶어죽었을 것이다. 옥스퍼드 대학의 마이크 리처즈 교수는 1만 2,000년 전 영국에서 살았던 구석기인들의 뼈 성분을 분석했다. 그들의 주식은 늑대와 곰 같은 육식 동물과 거의 동일했음을 발견했다.

큰 짐승을 사냥했던 이유

누가 날카로운 발굽을 걷어차며 날뛰는 300kg의 말에 창을 꽂기 위해 가까이 다가가겠는가? 아니 5톤이나 되는 사나운 매머드라면? 왜 구석기인들은 산딸기와 견과류를 따고 토끼와 설치류, 작은 새를 덫으로 잡아먹으며 안전하게 살려고 하지 않았을까? 여기에 옛 사람의 지혜가 숨어 있다. 먹이 찾기의 기본 개념은 인간이든 늑대든 쥐를 쫓는 고양이든 단순하다. 식량을 얻기 위해 쓰는 에너지보다 얻은 식량에서 더 많은 에너지를 얻어야 한다.

당신이 하루 종일 돌아다니느라 1,000kcal를 소모했는데 총 칼로리가 800kcal인 사과 열 개만 가지고 집으로 돌아온다면 어떻겠는가? 구석기인들은 식량을 찾아다닐 때 본전 이상의 가치를 얻어야 했다. 따라서 최선의 방법은 큰 동물을 잡는 것임을 그들은 깨달았다. 쥐 50kg을 잡는 것이 50kg짜리 사슴 한 마리를 잡는 것보다 훨씬 더 많은 에너지가 들기 때문이다. 하지만 더 큰 동물을 선호했던 데에는 더 중요한 이유가 있었다. 바로 '단백질 독성' 때문이었다.

인간은 하루에 단백질 200~300g 정도만 소화할 수 있다. 너무 많은 단백질은 구토와 설사를 일으켜서 사람을 죽일 수도 있다. 그런 이유로 구석기인들은 살코기만 먹을 수 없었다. 살코기와 함께 지방을 먹어야 했거나 식물성 탄수화물로 살코기의 단점을 보충해야 했다. 북아메리카의 초기 탐험가와 개척자들 역시 이 사실을 알고 있었다. 그들은 제지방 단백질 과다 섭취의 독성 작용을 뼈저리게 느꼈고 그 질병을 '토끼 기아'라고 불렀다.

평균적으로 사슴과 소(구석기시대의 매머드와 야생말) 같은 큰 동물은 토끼와 다람쥐 같은 작은 동물보다 지방이 많고 단백질이 적다. 다람쥐 고기는 단백질 83%와 지방 17%로 구성되어 있다. 뮬사슴mule deer, 노새사슴은 단백질 40%와 지방 60%이다. 만약 다람쥐만 먹는다면 몸의 단백질 상한치를 빠르게 초과할 것이고, 초기 개척자들처럼 결국 토끼 기아에 걸릴 것이다. 반면에 사슴은 괜찮을 것이다. 사슴의 높은 지방 함량이 단백질 독성을 일으키지 않도록 균형을 잡아줄 것이다. 이런 이유로 구석기인들은 생명의 위험을 무릅쓰고 큰 동물을 사냥했다.

신선한 과일과 채소 또한 단백질 독성으로부터 안전하다. 더불어 콜레스테롤을 줄여 주는 좋은 단불포화 지방과 심장병의 가장 강력한 억제제인 오메가-3 지방산의 보호를 받는다. 이런 안전망 덕분에 단백질은 우리 몸을 위한 아군이 된다. 다량의 단백질은 신진대사를 촉진하고 식욕을 감퇴시키며 콜레스테롤을 낮춰 준다. 당연히 끼니마다 제지방 단백질을 섭취해도 문제가 없다. 과일과 채소를 많이 먹는 한 단백질 과다 섭취는 없다고 보장할 수 있다.

식단의 균형 되찾기

연구진이 알아낸 바에 따르면, 칼로리의 절반 조금이 넘는 55%는 살코기, 내장육, 생선, 해산물에서 얻어야 한다. 나머지 칼로리는 과일과 채소, 약간의 견과류, 건강에 좋은 기름에서 얻어야 한다.

현대의 식단은 식물성 식품과 동물성 식품의 균형이 깨졌을 뿐 아니라 우리의 유전자에 새겨진 식단과 완전히 상반된다. 표준 미국인 식단에서 칼로리의 24%는 곡류, 11%는 유제품, 18%는 정제 설탕, 18%는 정제유에서 나온다. 하지만 이런 음식은 살코기와 과일과 채소로 구성된 구석기 식단과는 무관하다. 현대 식단에서 칼로리의 약 38%는 동물성 식품, 그것도 대부분 건강에 좋지 않은 고지방 고기(소시지, 베이컨, 햄)에서 나오는데, 이는 구석기 다이어트에서는 찾아볼 수 없다.

'진보'라는 해악

농업혁명은 세계를 바꾸어 놓았고 문명, 즉 도시, 문화, 의학적 성취,

과학기술 지식의 발전을 가져왔다. 이것은 모두 좋은 일이었지만 엄청난 부작용도 생겨났다. 농업혁명은 오늘날 만연하는 비만과 만성 질환에 큰 원인을 제공했다. 농업이 가져다준 식품, 즉 곡류, 유제품, 기름진 고기, 염장 식품, 정제 설탕, 정제유는 우리의 '구석기시대 몸'에 좋지 않다고 입증되었다.

그러나 아무도 이 대변혁의 결과를 예상할 수 없었다. 초기 농부들은 옛 체계를 무너뜨릴 원대한 계획이 없었다. 그들은 늘어나는 인구와 줄어드는 식량 자원 사태에 직면하여 그저 가족을 먹여 살릴 진보적인 방법을 찾고 있었을 뿐이다. 이 모든 일은 일부 진취적인 사람들이 야생 밀의 씨앗을 뿌리고 수확하기 시작했던 1만 년 전 중동에서 시작되었다. 나중에 그들은 보리와 콩과 채소를 재배하고 양, 염소, 돼지 같은 가축을 길렀다. 여전히 야생의 과일과 채소를 채집하고 동물을 사냥했지만 이미 주사위는 던져졌다. 식생활은 급격하게 바뀌었다.

수명과 키는 줄어들고 병은 늘어나고

고고학적 기록을 보면 고대 인류가 씨앗을 뿌린 곳마다(동물성 위주의 옛 식생활을 대체했을 때마다) 건강 문제가 생겼다는 것이 분명하다. 새 식생활이 신체에 미친 영향 한 가지는 곧 분명해졌다. 초기 농부들은 그들의 선조들보다 키가 현저하게 작아졌다. 예를 들어 터키와 그리스의 농경 이전 사람들의 키는 남자가 175cm, 여자가 165cm였다. 기원

전 3000년쯤 남자의 평균 키는 160cm, 여자는 152cm로 줄어들었다. 물론 키가 줄어드는 현상 자체가 건강 문제와 직결되지는 않지만 초기 농부들이 겪은 변화의 극히 일부에 지나지 않았다.

뼈와 치아를 관찰한 연구에서 그들의 건강 상태가 엉망이었던 것으로 드러났다. 그들은 선조들보다 감염성 질환에 더 많이 걸렸고 유아 사망률도 더 높았으며 전반적으로 수명이 짧아졌다. 또한 곡물 위주의 식생활 때문에 골다공증, 구루병, 뼈 미네랄 장애에 더 걸렸다. 처음으로 인류는 비타민과 미네랄 결핍증(괴혈병, 각기병, 펠라그라(니아신 결핍증후군), 비타민 A 결핍증, 아연결핍증, 철결핍성 빈혈)에 시달렸다. 선조들이 가졌던 고르고 튼튼한 치아 대신 충치를 앓게 되었다. 이전의 네모나고 넙적했던 턱은 갑자기 너무 작아져 치아가 겹쳐질 정도였다.

대체 무엇이 잘못되었을까? 자연의 생산성을 극대화한 농업이 어떻게 그토록 많은 건강 문제를 야기했을까? 물론 인구가 급증하면 평균 수명이 급감할 뿐 아니라 삶의 질도 급격히 떨어진다는 사실을 알고 있다. 새로운 주식인 곡류와 전분은 칼로리는 제공했지만 살코기, 과일, 채소로 구성된 옛 식단의 필수 영양소들이 없었다. 그 결과가 바로 건강 악화와 질병이었다.

건강 문제는 세월이 흘러 소금, 치즈, 버터의 등장으로 더욱 악화되었다. 우리 조상들은 곡물을 발효시켜 맥주를 만드는, 증류주 제조법을 알게 되었다. 선택 교배와 곡물을 가축 사료로 쓰는 혁신으로 더 살

찐 돼지와 소와 양이 꾸준히 늘어났다. 차츰 사냥하는 사람들이 줄어들면서 날고기가 아닌 식초와 소금에 절이거나 훈제한 고기로 대체되었다. 과일과 채소는 사치성 식품, 즉 곡류와 전분으로 구성된 단조로운 식단의 계절적인 별미가 되었다.

불과 200년 전 산업혁명이 일어나면서 정제 설탕, 통조림, 정제한 흰 밀가루가 일반 가정의 식탁에 등장했다. 20세기 중반에 트랜스 지방, 마가린, 쇼트닝이 발명되면서 식품은 본격적으로 가공되었다. 이런 지방 결합물들이 나트륨, 다른 전분질, 고과당 옥수수 시럽, 첨가제, 보존제, 착색제, 유화제 등과 혼합되었다.

1950년대의 큰 실책

여러모로 1950년대는 단순한 시대였다. 당시에는 복잡한 문제를 단순하게 해결하려는 경향이 있었다. 1950년대 초, 과학자들은 음식과 심장병의 상관관계를 밝혀 나가고 있었다. 포화 지방(버터, 치즈, 기름진 고기에 들어 있는 유형)이 혈중 총 콜레스테롤을 증가시키고, 나쁜 LDL 콜레스테롤 수치를 높여 심장병의 발병 위험을 높인다는 사실을 알아냈다. 최근의 연구를 통해, 모든 포화 지방이 총 콜레스테롤과 LDL 콜레스테롤을 증가시키지는 않는다는 사실이 밝혀졌다. 스테아르산은 실제로 단불포화 지방과 비슷한 방식으로 혈중 콜레스테롤을 감소시킨다. 불행하게도 붉은 육류가 동맥을 막히게 하고 심장마비를 일으키는 주범이라는 누명을 쓰게 되었다. 많은 영양학자와 의사들조차도 붉은 고기가 심장병과 대장암을 일으키는 해로운 식품이라고 성급하게 결론을 내렸다.

식품업계는 '건강에 좋은 대안 기름, 즉 다불포화 지방 함량이 높은 식물유(옥수수유, 홍화씨유, 해바라기유, 면실유)를 다양하게 만들어 냄으로써 포화 지방이 나쁘다는 메시지에 대응했다. 또한 이런 기름으로 만든 마가린, 쇼트닝, 스프레드, 드레싱 제품이 등장했다. 거의 동시에 이런 식물유와 거기에서 파생된 식품이 모든 가공식품과 제빵류에 사용되었다.

이는 오늘날 우리가 알다시피 개악에 가까운 변화였다. 식물유가 무분별하게 남용되면서 우리는 좋은 오메가-3 다불포화 지방 대신 오메가-6 다불포화 지방을 과다하게 섭취하게 되었다. 또한 마가린과 스프레드의 사용이 늘어나면서 '트랜스 지방'(액체 기름인 불포화지방에 수소를 첨가해 인위적으로 고체 상태로 만드는 과정에서 생성)이 우리의 식사와 간식 그리고 혈관에 등장하게 되었다.

영양학 정책 입안자들이 내놓은 다음 계획은 포화 지방을 빵, 감자, 곡류에 들어 있는 탄수화물, 주로 전분질 탄수화물로 대체하는 것이었다. 이를테면 '붉은 고기 먹지 않기' 캠페인이 있는데, 이 캠페인은 충분한 시험을 거치지 않고 실행한 것이었다. 1990년대 초 이 캠페인은 단단히 자리 잡아 미국 농무부의 공식 정책이 되었다. 이를 토대로 삼은 미국 식품 피라미드의 맨 아래는 놀랍게도 곡물 6~7서빙이다. 특정 식품들의 '당지수'를 조사한 과학 연구들을 통해 오늘날 우리는 6~7서빙이 너무 많다는 것을 알고 있다.

여기서 탄수화물이 모두 똑같지 않다는 사실을 주목해야 한다. 어떤 탄수화물은 몸에 좋지만 어떤 탄수화물은 건강을 해치고 질병을 일으키는데, 그것은 당지수로 나타난다. 좋은 탄수화물은 당지수가 낮다. 이는 혈당 수치를 최소한 또는 서서히 상승시킨다는 의미다. '당부하'는 음식의 탄수화물 함량에 당지수를 곱한 값이다. 혈액의 인슐린 수치를 상승시키는 것은 고혈당부하다.

고당지수 탄수화물은 혈당을 급격하게 상승시키고 만성 질환, 예를 들면 성인 당뇨병, 고혈압, 심장병, 비만, 혈중 요산 수치의 상승, 혈중 중성지방의 상승, LDL 콜레스테롤의 상승, HDL 콜레스테롤의 감소를 일으킨다. 이런 질병군을 '대사증후군'이라고 한다. 유감스럽게도 식품 피라미드의 설계자들은 탄수화물 논란이 시작될 때 고당지수 탄수화물과 저당지수 탄수화물을 구별하지 않았다.

이제 현대의 식생활이 2장에서 구석기 다이어트에서 얼마나 벗어났는지, 그리고 우리의 건강에 어떻게 영향을 미치는지 살펴보자.

현대 식생활의 일곱 가지 문제점

❶ 부족한 단백질 단백질은 현대인이 하루에 섭취하는 칼로리의

15%를 구성한다. 사실 더 많은 에너지를 얻고 여분의 칼로리를 연소하기 위해 그 비율은 더 높아야 한다(19~35% 사이). 식단의 수치를 살펴보자. 100kcal당 야생 동물 고기의 단백질 구성비는 83%인데 반해 곡물은 12%에 불과하다. 렌즈콩, 완두콩 같은 콩과 식물의 단백질 구성비는 평균 27%다.

유제품을 살펴보자. '우유 착유'(염소젖이나 양젖 짜기)가 시작된 것은 대략 5000년 전이었다. 우유는 21%의 단백질, 치즈는 28%의 단백질을 함유하며, 버터에는 단백질이 전혀 없고 지방이 많다.

중요한 것은 우리 대부분이 필요한 단백질의 절반밖에 섭취하지 못하고 있다는 사실이다. 왜 이것이 나쁠까? 다음 장에서 계속 설명하겠지만, 단백질 섭취 부족은 체중 증가와 혈중 콜레스테롤 수치가 높아지는 원인이 되어 만성 질환의 위험을 높인다.

❷ **과도한 정제 탄수화물** 미국 농무부의 식품 피라미드는 탄수화물에 기반을 두고 있다. 미국은 전분과 설탕을 주식으로 하는 나라이다. 탄수화물은 표준 서구인 식단의 절반 정도를 구성하는데, 이는 구석기 다이어트와 큰 차이를 보인다. 고대 조상들의 식생활에서 탄수화물은 1일 칼로리의 22~40%를 차지했는데 그것도 야생 과일과 채소에서 얻는 좋은 탄수화물이었다. 혈당의 급격한 상승을 초래하지 않는 이런 저당지수 식품은 천천히 소화·흡수된다.

비전분질 과일과 채소만으로 탄수화물처럼 전체 칼로리의 35% 이상을 얻기란 매우 어렵다. 예를 들면, 보통 크기의 토마토는 열량이 26kcal다. 토마토만으로 (탄수화물처럼) 1일 칼로리의 35%를 얻기 위해서는 토마토 30개를 먹어야 한다. 그래서 구석기 다이어트에서는 비전분질 과일과 채소를 원하는 만큼 실컷 먹을 수 있다. 올바른 음식을 먹는다면 혈당과 인슐린 수치를 위험수위까지 상승시킬 수 있는 고당지수 탄수화물의 과도한 섭취는 걱정할 문제가 안 된다. 100g당 과일의 평균 탄수화물 함량은 13%, 비전분질 채소는 4%에 불과하며, 살코기, 생선, 해산물에는 아예 없다. 곡물의 평균 탄수화물 함량은 100g당 72%로 극명한 대조를 보인다.

왜 탄수화물의 과다 섭취가 좋지 않을까? 통곡물과 콩류는 비타민과 미네랄을 풍부하게 함유하지 않아서 중요한 영양소의 공급원이 되지 못한다. 만약 살코기, 과일, 채소 대신 곡물과 콩류에 지나치게 치우친 식단은 비타민과 미네랄 결핍을 초래할 수 있다. 이것이 바로 그토록 많은 빵과 곡류에 여러 가지 영양소를 첨가하는 이유다. 원래 식품에 비타민을 따로 보충할 필요가 없어야 한다. 특히 살코기, 과일, 채소를 균형 있게 섭취한다면 영양소를 보충할 필요가 없다.

더 심각한 것은 곡물과 콩류가 '반영양소' 즉 적절한 영양소의 흡수를 막아 소화 기관과 면역 체계에 손상을 가할 수 있는 화학물질을 함유하고 있다는 점이다. 곡류와 콩류를 너무 많이 먹으면 신장의 산-알칼리 평형이 깨질 수 있고 노화에 따른 근육량과 뼈 미네랄의 손실을 가져올 수 있다.

마지막으로, 탄수화물을 많이 섭취한다는 것은 단백질을 적게 섭취한다는 것이다. 최상의 다이어트 파트너인 단백질 대신 탄수화물을 가까이 한다는 것은 식욕을 올리고 신진대사를 떨어뜨려 살을 찌게 한다는 의미다.

식품에 대한 서구 사회의 일반적인 통념 한 가지는 통곡물과 콩류가 건강에 좋다는 것이다. 부분적으로 맞는 이야기다. 그렇지만 '건강식품'이라는 빵은 어떨까? 기껏해야 지나치게 도정하고 가공한 흰 빵보다 덜 나쁠 뿐이다. 그런 식품들은 구석기 다이어트에 포함되지 않는다. 예전(빵을 만드는 데 정밀 도정 기술을 도입하는 '진보'가 이루어지기 전)에는 거의 모든 곡물을 그대로 또는 아주 거칠게 도정하여 밀기울, 씨눈, 섬유질이 온전히 남아 있는 상태로 먹었다. 밀가루도 오늘날 우리가 구입하는 것보다 훨씬 덜 정제된 것이었다. 우리의 조상들은 적절한 당지수(당 수치의 적절한 상승)를 가진 굵게 빻은 통밀빵과 구운 곡물을 먹었다.

그렇다면 통곡물이 몸에 좋다는 말일까? 꼭 그렇지만은 않다. 단지 고당지수라는 나쁜 특성이 아직 통곡물에 들어가지 않았다는 의미일 뿐이다. 불행하게도 강철 롤러 제분기가 제분소에 도입된 150년 전에 그 나쁜 특성이 추가되었다. 강철 롤러 제분기는 곡물의 섬유소를 전부 파괴하면서 오늘날의 하얀 고당지수 밀가루를 만들어 냈다. 거의 모든 구운 곡물 식품은 혈당 수치를 과도하게 상승시키는 이런 밀가루로 만들어진다.

통밀빵조차 이 제분기로 빻은 밀가루로 만들어지는데, 밀가루의 입자 크기가 균일하게 작고 똑같이 혈당을 높이기 때문에 흰 밀가루와 별 차이가 없다. 미국 식품 피라미드의 지침을 따라 미국인이 먹는 곡물 식품의 80%는 고당지수의 정제한 흰 밀가루로 만들어진다(곡물은 문자 그대로 새나 먹는 모이다).

자당과 과당

구석기인들은 벌꿀을 좋아했다. 계절에 따라 한정된 양만 얻을 수 있었기 때문에 (게다가 벌을 피해 재주껏 채취해야 했다) 진귀한 음식이었다. 또 다른 탄수화물 공급원인 정제 설탕은 250만 년 동안 인류의 식생활에 존재하지 않았다. 실제로 200년 전까지 정제 설탕은 누구나 먹을 수 있는 식품이 아니었다.

우리가 기술적 '진보'를 이루는 동안 또 하나의 부작용을 낳은 것이 바로 설탕이다. 설탕은 식생활에 빠르게 전파되었다. 1815년 영국에서는 1년에 평균 6.8kg의 설탕을 사용했으며, 1971년에는 평균 54kg의 설탕을 사용했다. 정제 곡물처럼 설탕도 우리 몸에 해롭다. 충치를 유발하는 것은 말할 것도 없고 고당지수의 빵과 전분질 감자와 마찬가지로 인슐린 내성과 대사증후군(과거 X증후군) 질환을 일으킨다.

설탕의 화학명은 '자당'이다. 비록 자당은 흰 빵(70)과 비슷한 고당지수(65)를 가지지만 특히 인슐린 대사에 해로운 두 가지 특징이 있다. 첫째, 자당은 100% 탄수화물로 당부하가 매우 높다. 둘째, 몸에서 자당을 소화할 때 자당은 두 가지 단당, 즉 고당지수 포도당(당지수 97)과 저당지수 과당(당지수 23)으로 분해된다. 과당은 당지수가 낮기 때문에 해롭지 않다고 과학자들은 한때 생각했다. 하지만 애리조나 주립 대학의 마이크 파글리어소티 박사의 실험을 통해 설탕의 과당이 인슐린 내성을 일으키는 주범임이 밝혀졌다. 또한 스위스 로잔 의과대학의 루크 타피 박사와 연구진은 과당이 인슐린 내성을 유발할 수 있음을 입증했다. 인슐린 내성은 비만을 촉진하고 고혈압, 심장병, 당뇨병을 포함하는 대사증후군이라는 만성 질환을 일으킨다.

고과당 옥수수 시럽의 명암

식생활에서 설탕 사용이 꾸준히 증가하면서 불행하게도 탄수화물 비중도 늘어나게 되었다. 1970년대에 식품 가공업계에서 한 가지 사실을 발견했다. 고과당 옥수수 시럽이 막대한 생산비용을 절감해 준다는 것이었다. 과당은 자당보다 훨씬 달기 때문에 과당을 덜 사용해도 가공식품을 더 달게 만들 수 있었다. 오늘날 옥수수 시럽은 식품 가공산업의 필수 감미료이다. 과당 덕분에 매년 수백만 톤의 설탕이 절약되면서도 수익은 훨씬 더 커졌다.

이것은 무엇을 의미할까? 우리 식생활에서 감미료의 불균형이 극도로 심하다는 뜻이다. 340ml짜리 탄산음료 한 캔에는 고과당 옥수수 시럽이 10티스푼이나 들어 있다. 오늘날 미국인은 1년 동안 옥수수 시럽 38kg과 자당 30kg을 섭취하는데, 이는 정제 설탕 총 68kg에 해당한다. 당신이 구석기 다이어트를 시작하여 가공식품을 점차 줄여 간다면 하루 설탕 섭취량은 크게 감소할 것이다. 설탕은 과일과 채소만으로도 충분하다.

❸ **태부족한 섬유소** 섬유소 섭취는 조상들이 곡물을 재배하기 시작했던 때부터 줄어들기 시작했다. 대체 어찌된 일까? 통곡물은 온통 섬유소덩어리가 아닌가? 의사들이 식단에 섬유소를 더 많이 포함해 보라고 권하는 것은 오트밀을 더 많이 먹으라는 의미가 아닐까? 사실은 이렇다. 열량 기준으로 보아 통곡물의 섬유소는 과일과 채소와는 비교가 되지 않는다. 과일은 평균적으로 섬유소가 통곡물보다 2배나 많다. 통곡물과 비교하여 비전분질 채소는 섬유소가 8배나 많다. 설탕에는 섬유소가 전혀 없다.

우리는 식이섬유소가 건강에 절대 필요하다는 사실을 알고 있다. 섬유소를 충분히 섭취하지 않으면 건강이 나빠지고 질병에 걸릴 위험이 높아진다. 특히 식이섬유의 부족은 다음의 질병과 연관이 있다. 변비, 결장암, 맹장염, 궤양 대장염, 과민성 대장증후군, 십이지장 궤양, 틈새 탈장, 위식도 역류질환, 비만, 제2형 당뇨병, 담석, 고콜레스테롤, 정맥류, 치질, 심부정맥 혈전증, 신장 결석이 그것이다.

❹ **과도한 나쁜 지방** 지방을 섭취하지 마라! 지방은 지난 수십 년 동안 영양 전문가들을 지배해 온 화두였다.

문제는 이 견해가 완전히 잘못되었다는 것이다. 혈중 콜레스테롤 수치를 높이고 심장병, 암, 당뇨병의 위험을 증가시키는 요인은 지방을 얼마나 많이 섭취하냐가 아니라 섭취하는 지방의 종류임을 누구나 알고 있다. 우리는 건강에 좋은 오메가-3 대신 오메가-6 다불포화 지방을 너무 많이 섭취한다. 또한 마가린과 쇼트닝 같은 모든 가공식품에 들어 있는, 콜레스테롤을 증가시키고 동맥을 막히게 하는 트랜스 지방도 많이 섭취한다. 팔미트산 또한 과도하게 섭취한다. 팔미트산은 베이컨, 소시지, 살라미 같은 기름진 가공육, 치즈와 구운 곡물 식품에 들어 있는 포화 지방으로 역시 혈중 콜레스테롤을 증가시킨다.

이런 종류의 지방은 모두 멀리할 필요가 있지만 우리 식단에서 지방을 너무 제거하면 득보다는 해가 많다. 간단한 해결책이 있다. 건강에 좋은 지방을 포함하는 구석기 다이어트로 지방의 적절한 균형을 자동적으로 회복할 수 있다. 차차 혈중 콜레스테롤이 감소하고 심장병, 암,

다른 만성 질환의 위험이 낮아질 것이다.

우리 연구진은 야생 동물의 지방을 분석하여, 구석기인들은 거의 매 끼니마다 고기를 먹었지만 현대 식단에 들어 있는 팔미트산의 절반 정도만 섭취했다는 사실을 발견했다. 야생 동물 고기는 지방과 팔미트산의 총량이 매우 적고 콜레스테롤을 줄여 주는 단불포화 지방과 스테아르산이 많다. 그들은 또한 오메가-3 다불포화 지방을 많이 섭취했다.

구석기 다이어트의 오메가-6와 오메가-3의 비율은 2:1이다. 현대인의 평균 비율은 10:1로 훨씬 높다. 오메가-3 대신에 오메가-6를 너무 많이 섭취하면 심장병과 암 발병 위험이 높아진다. 또한 염증성 질환과 자가면역 질환에 걸릴 위험도 높아진다. 구석기 다이어트에 포함되는 살코기, 생선, 과일, 채소, 기름은 오메가-6, 오메가-3 그리고 다른 모든 지방을 적절한 비율로 섭취할 수 있도록 조절한다.

무익한 곡류

곡류는 지방이 낮지만 적은 지방 함량마저 균형을 잃고 오메가-6 지방산에 지나치게 편중되어 있다. 예를 들어, 야생 동물 고기와 내장육은 오메가-6와 오메가-3의 평균 비율이 3:2나 3:1이다. 세계에서 가장 많이 소비되는 여덟 가지 곡류는 이 비율이 믿기 어렵게도 22:1이다.

또한 곡물은 조상들이 먹었던 지방질 없는 야생 동물과 전혀 다른 지방 많은 소 세대를 등장시켰다. 곡물을 먹인 소에는 포화 지방이 잔뜩 들어 있다. 설상가상으로 이런 고기의 지방은 곡물처럼 오메가-6와 오메가-3의 비율이 높다.

역시 무익한 우유

유제품은 지난 9000년 동안 인류 건강에 악영향을 끼쳐 왔다. 우유, 크림, 치즈, 버터, 요구르트 같은 발효 가공품, 아이스크림 같은 20세기의 가공 유제품은 현대 식단에서 특정 포화 지방의 가장 풍부한 공급원이다. 특히 기름진 유제품은 팔미트 지방산과 미리스트 지방산을 함유하는데, 두 물질 모두 혈중 콜레스테롤을 증가시킨다.

칼로리의 지방 비율로 유제품을 평가할 때 버터는 지방 100%로 최악이다. 크림은 지방이 89%, 치즈는 지방이 평균 74%, 전유는 지방이 49%이다. 이런 유제품에 함유된 지방의 40%는 나쁜 포화 지방산이다. 건강에 좋다는 통념에도 불구하고 전유와 기름진 유제품은 실제 건강에 좋은 식품과는 거리가 멀다. 전유와 기름진 유제품의 지방산(팔미트산과 미리스트산)은 혈중 콜레스테롤을 증가시키기 때문이다.

균형을 잃은 식물유

식물유가 식단의 일부로 포함된 사건은 식품 개발의 큰 실수였다. 식물유가 보급된 1940~1950년대에 오메가-6와 오메가-3 비율이 건강에 매우 중요하다는 사실을 아무도 깨닫지 못했다. 당시 식품학자들이 알고 있는 사실은 단지 다불포화 지방이 혈중 콜레스테롤을 줄여 준다는 것이었다. 그래서 거리낌 없이 다양한 기름을 조리와 샐러드에 애용하게 되었다. 그런 기름은 다불포화 지방이 많기는 하지만 유감스럽게도 오메가-6 지방산도 극단적으로 많다. 최악의 주범을 들자면 오메가-3와 오메가-6 비율이 극단적으로 높은 홍화씨유, 땅콩유, 면실유, 해바라기유, 참기름, 옥수수기름이다. 반면 호두 기름은 균형을 이루고 있고 아마씨유는 오메가-6는 적고 오메가-3가 많아 괜찮다.

기름 속의 트랜스 지방

조리와 샐러드용 기름은 과도한 오메가-6 문제의 일부일 뿐이다. 모든 가공식품, 이를테면 빵, 쿠키, 케이크, 크래커, 칩, 도넛, 머핀, 시리얼, 캔디와 패스트푸드는 오메가-6가 많은 식물유로 조리된다. 게다가 이 식품들의 대부분이 해로운 트랜스 지방이 함유된 경화 식물유로 만들어진다. 트랜스 지방은 혈중 콜레스테롤을 증가시키고 심장병 발병 위험을 높인다.

〈미국 공중 보건 저널American Journal of Public Health〉에 발표된 한 연구에서는 미국인의 트랜스 지방 섭취가 매년 심장병으로 3만 명 이상이 사망하는 원인이라고 결론 내렸다. 트랜스 지방은 마가린, 쇼트닝, 일부 땅콩버터 즉 인류의 원래 식단에 속하지 않았던 식품에 들어 있다.

❺ **칼륨과 나트륨의 불균형** 구석기 식단에는 칼륨이 유난히 많고 나트륨이 적다. 구석기인들이 먹었던 고기, 생선, 과일, 채소, 견과류, 씨앗류에는 칼륨이 나트륨보다 5~10배 정도 많았다. 이것은 가공하지 않은 신선한 식품만을 먹을 때 칼륨보다 나트륨을 더 많이 섭취하기란 불가능하다는 의미다.

농부들이 음식에 소금을 사용하기 시작한 때를 정확히 알지는 못하지만 그 이유를 추정해 볼 수는 있다. 소금은 냉장 이전 시대에 고기와 다른 식품을 보존하는 데 큰 공헌을 했다. 소금은 올리브를 먹을 수 있는 식품으로 만들어 주었고, 밋밋한 곡물과 다른 식품에 간을 맞춰 주었다. 역사적으로 살펴보면 3400년 전에 소금이 유럽에서 채굴되고 거래되었던 것으로 나타난다. 이후 소금은 하나의 주식으로 자리 잡았다. 현대 미국인은 평균적으로 나트륨을 칼륨보다 2배 정도 많이 섭취하고 있는데 이는 건강과 몸매를 위협하는 일이다.

❻ **산-알칼리 불균형** 영양학자와 영양사를 포함하여, 식품의 산-알칼리 함량이 건강에 영향을 끼친다고 생각하는 사람은 매우 적다. 우리가 먹은 모든 음식은 결국 산성이나 알칼리성의 형태로 신장에 보내진다. 산성 식품은 고기, 생선, 곡물, 콩류, 유제품, 소금이고 알칼

리성 식품은 과일과 채소이며 지방은 중성이다. 물론 산성과 알칼리성 두 가지 모두 필요하다.

현대의 평균적인 식단을 살펴보면 강산성이다. 이는 신장이 산성 부하를 다루어야 한다는 의미다. 당신이 '가벼운' 점심 즉 집이나 사무실 근처에서 구할 수 있는 페퍼로니 피자와 시저 드레싱을 뿌린 샐러드를 먹었다고 가정해 보자. 이런 식사는 몸의 산-알칼리 균형 유지에 매우 좋지 않다. 피자의 하얀 밀가루, 녹은 치즈, 짠 페퍼로니 소시지는 모두 강산성이다. 소금을 첨가하면 산성이 더 강해진다. 샐러드의 알칼리성마저 시저 샐러드드레싱의 소금과 치즈 때문에 중화된다.

이렇게 산성 식품을 많이 먹고 알칼리성 식품을 충분히 먹지 않으면 나이가 들면서 뼈와 근육 손실을 유발할 수 있다. 더 즉각적인 위험도 있다. 음식의 과도한 산성은 혈압을 높이고 신장 결석의 발병 위험을 높인다. 또한 천식과 운동 유발성 천식을 일으킬 수도 있다.

❼ 불충분한 비타민의 위험 구석기 다이어트는 비타민과 미네랄이 풍부하다. 우리의 식생활이 건강에 미치는 영향을 알아보려면 조상들의 식생활에 변화가 생겼을 때 어떤 일이 벌어졌는지를 살펴보는 것도 좋은 방법이다.

구석기인들이 알지 못했던 비타민 C 결핍증은 괴혈병을 일으킨다. 구석기인들에게는 이런 문제가 없었다. 당시에는 과일과 채소의 섭취가 충분해서 비타민 C가 하루 500mg 정도였다. 신기하게도 수천 년 동안 식물성 식품을 거의 먹지 못하는 에스키모들도 괴혈병에 걸리지 않았다. 그들은 비타민 C를 다른 공급원, 즉 날생선, 바다표범, 순록 고기에서 얻었기 때문이다.

그러다가 조상들이 곡물을 많이 먹고 살코기, 과일, 채소를 덜 먹기 시작하면서 비타민 C가 크게 부족해졌다. 곡물에는 가장 강력한 항산화제인 비타민 C가 없다. 비타민 C는 콜레스테롤을 줄여 주고 심장병과 암의 발병 위험을 낮추며 면역 체계를 강화하여 감염과 감기를 예방하는 데 도움이 된다.

비타민 A 결핍증은 괴혈병처럼 농경 이후에 등장했다. 구석기시대 식단은 베타카로틴의 훌륭한 공급원인 과일과 채소가 풍부했다. 베타카로틴은 간에서 비타민 A로 전환될 수 있는 영양소이다. (고대 조상들은 비타민 A가 풍부한 간을 포함하여 사냥한 동물을 전부 먹었다.) 문제는 곡물이 주식의 자리를 차지하고 과일과 채소, 내장육이 뒷전으로 밀려났을 때 발생했다. 비타민 A는 몸의 모든 점막에 꼭 필요하고 비타민 A의 결핍은 실명으로 이어질 수 있는 안구 건조증을 일으킨다. 실제로 안구 건조증은 전 세계의 아동 실명의 주원인이다. 비타민 A의 결핍은 감염과 질병과 싸우는 몸의 면역력을 저하시킨다.

비타민 B 결핍증은 또 다른 문제이다. 통곡물이 비타민 B의 풍부한 공급원이라고 믿는 사람들이 많지만 사실은 그렇지 않다. 열량 기준으로 볼 때 곡물의 비타민 B군 함량은 살코기, 과일, 채소에 비해 적다. 설상가상으로 통곡물과 콩류에는 장에서 비타민 B군의 흡수를 막는 반영양소가 함유되어 있다. 예를 들어 '피리독신 글루코사이드'라 불리는 반영양소는 섭취하는 비타민 B6의 흡수를 3분의 2나 방해한다. 네팔의 채식주의자 여성들을 대상으로 한 연구에서, 미국 농무부 인체영양연구소의 로버트 레이놀즈 박사는 이 여성들의 비타민 B6의 결핍이 곡물과 콩류에 치우친 식단에 피리독신 글루코사이드 함량이 많은 것과 관련 있다고 밝혔다. 이와 대조적으로 살코기에 함유된 비타민 B6의 흡수율은 거의 100%이다.

통곡물을 먹을 때 잘 흡수되지 않는 또 다른 비타민은 비오틴이다. 퍼듀 대학의 브루스 와킨스 박사의 실험은 밀과 다른 통곡물이 비오틴을 흡수하는 능력을 저하시킨다는 것을 보여 주었다. 비오틴이 부족하면 손톱과 머리카락이 건조해지면서 잘 부러진다. 컬럼비아 대학의 리처드 셰어 박사의 연구는 비오틴의 보충으로 손톱이 쉽게 부러지거나 솟아오르는 증세가 줄어든다는 것을 보여 주었다. 하지만 구식 방법, 즉 올바른 음식을 먹는 것으로 비오틴(다른 비타민과 미네랄)을 충분히 섭취한다면 식단을 따로 보충할 필요가 없다. 동물성 식품에 함유된 비오틴의 흡수율은 거의 100%이기 때문이다.

펠라그라 pellagra(두껍고 거친 피부라는 이태리어로 옥수수를 주식으로 하는 열대와 아열대 지방에 흔한 홍반 증세)와 각기병은 인류를 괴롭혀 온 가장 파괴적이고, 널리 퍼진 비타민 B군 결핍증이다. 이 두 가지 병은 곡류(옥수수)의 과도한 섭취로 발생한다. 펠라그라는 비타민 B군의 니아신(니코틴산)과 필수 아미노산인 트립토판의 결핍으로 생기는데 피부염, 설사, (정신)신경장애로 죽음에 이르게 되는 심각한 질병이다. 1906~1940년 사이 미국 남부에서 펠라그라가 유행했다. (추산해서) 300만 명의 사람들이 이 병에 걸려 적어도 10만 명이 사망했다. 유럽과 인도에서도 발병한 적이 있으며 아프리카의 일부 지역에서는 여전히 흔한 병이다.

펠라그라가 세계적으로 유행한 근본적 원인은 옥수수의 과도한 섭취였다. 옥수수는 니아신과 트립토판의 함량이 낮고, 그나마 함유된 미량의 니아신도 잘 흡수되지 않는다. 구석기인들에게 펠라그라는 절대 생길 수 없었다. 살코기가 니아신과 트립토판의 훌륭한 공급원이기 때문이다. 역사적으로 예외 없이 우리 유전자에 맞는 살코기와 과일과 채소를 멀리할 때마다 인류의 건강이 나빠졌다.

비타민 B1(티아민)의 결핍으로 생기는 각기병은 다리 근육의 마비를 일으킨다. 이 병은 1800년대 말 도정미가 도입될 때까지 발생한 적이 없었다. 쌀이 주식이었던 일본과 동남아시아 지역에서 사람들이 현미를 백미로 대체하면서 각기병이 유행하게 되었다. 과학자들은 도정 과정에서 티아민이 함유된 겨를 제거한 것이 이 병의 주원인임을 알아냈다. 각기병은 비타민 B1을 첨가한 '강화미強化米'의 도입으로 크게 감소되었다. 하지만 이 사실에서 우리가 얻을 수 있는 교훈은 분명하다. 질병을 예방하기 위해 식품에 비타민을 첨가해야 한다면 애초부터 그것을 먹지 말아야 한다.

비타민 B군 결핍증과 심장병

미국에서는 정제 곡물에 비타민 B1과 니아신을 첨가한다. 펠라그라나 각기병을 걱정할 필요가 없지만 그렇다고 이런 첨가가 몸에 좋다는 말은 아니다. 오히려 그 반대이다. 최근에 심장병의 주된 위험 요인이 밝혀졌다. 비타민 B군의 세 가지인 B6, B12 그리고 엽산(B9)의 섭취 부족이 '호모시스테인'이라는 혈중 아미노산을 증가시킨다는 사실이 발견되었다. 혈중 호모시스테인의 수치가 높으면 심장병의 위험도 높아진다.

통곡물에는 비타민 B12가 없고, 비타민 B6은 잘 흡수되지 않으며, 엽산도 빈약하게 들어 있다. 그래서 살코기, 과일, 채소 대신에 통곡물을 과도하게 섭취하는 것은 심장에 좋지 않다. 살코기는 비타민 B6과 B12의 풍부한 공급원이며, 과일과 채소는 최상의 엽산 공급원이다. 자연이 만든 식품을 먹는다면 비타민 B의 결핍, 호모시스테인 수치, 심장병에 대해 전혀 걱정할 필요가 없다.

엽산(B9)

현대인은 과일과 채소를 충분히 먹지 않아서 엽산 섭취량이 매우 적다. 엽산은 심장병을 예방할 뿐 아니라 결장암의 위험을 줄여 준다. 임산부가 엽산을 섭취하면 척추 갈림증이 예방된다. 이런 효과를 고려해서 미국 정부의 정책에 따라 이제 정제 곡물에 엽산을 첨가한다. 다소 역설적으로 당신은 이제 엽산 섭취를 늘리기 위해 하얀 빵, 도넛, 쿠키를 먹을 수 있다. 하지만 통곡물을 먹으면 이런 이점을 누리지 못한다.

따라서 결론적으로 말하자면 곡류는 좋지 않은 식품이다. 통밀 빵이나 흰 빵이나 곡류는 몸에 좋지 않다. 인공적으로 비타민과 미네랄을 가득 첨가했더라도 살코기, 과일, 채소와는 비교조차 할 수 없다.

미네랄

이론상 통곡물은 철분, 아연, 구리, 칼슘 같은 중요한 미네랄의 좋은 공급원처럼 보인다. 그러나 실제로 곡류는 중요한 미네랄의 영양 공급원으로 형편없다.

철분

비타민 B군의 흡수를 막는 반영양소를 언급했다. '피티산(phytic acid: 쌀 식이섬유)'이라 불리는 또 다른 반영양소는 곡물의 철, 아연, 구리, 칼슘을 화학적으로 결합시켜서 체내 흡수를 막는다. 12억 명의 사람들을 괴롭히고 있는 세계적인 유행병인 철결핍성 빈혈은 곡류 및 콩류 위주 식단의 철분 흡수성이 떨어져서 생긴다. 철결핍성 빈혈은 몸을 쇠약하게 하고 업무 능력을 저하시킨다. 또한 감염에 취약하게 만들어서 심각한 발병 위험성을 높인다. 또 분만 중 산모가 사망할 위험성을 높이고, 아동의 학습 능력을 영원히 손상시킬 수 있다. 농업의 새로운 식품이 초래한 다른 결핍증처럼 철결핍성 빈혈 또한 구석기 식단에서는 없었다. 살코기와 동물성 식품에 들어 있는 철분은 체내에 쉽게 흡수되었기 때문이다.

아연

아연 결핍증은 통곡물에서 기인한 또 다른 재앙이다. 중동 지역에서 먹는 '타녹' 통밀 빵은 1일 총 칼로리의 절반 이상을 공급하고 있다. 존 라인홀드 박사의 연구에 따르면 타녹이 아동의 발육을 방해하고 사춘기를 지연시키는 아연 결핍증을 일으키는 것으로 밝혀졌다.

감염과 감기와 싸우고 힘을 유지하고 일을 하기 위해서는 아연이 필요하다. 살코기는 아연의 훌륭한 공급원이다. 실제로 고기에 함유된 아연의 '생체 이용률'(체내 흡수율)은 곡물보다 4배나 더 높다.

칼슘

식이 칼슘의 부족은 뼈 손실과 골다공증을 유발한다. 곡물과 콩류가 뼈 건강에 좋지 않다는 사실을 아는 사람은 드물다. 철분과 아연과 마찬가지로, 통곡물은 칼슘이 부족하여 피티산을 형성한다. 이것은 칼슘의 대부분이 체내에 흡수되지 않는다는 의미다. 곡류는 또한 다량의 인을 함유하고 있다. 칼슘과 인 비율의 불균형이 뼈 손실을 촉진할 수 있다는 사실을 우리는 알고 있다. 또한 곡류는 신장의 총 산성 부하를 초래하는데, 이것도 소변의 칼슘 배출을 증가시킨다.

통곡물은 체내에서 비타민 D의 대사를 방해하는 것으로 알려져 있다. 비타민 D는 칼슘 흡수를 촉진하고, 뼈의 기형을 일으키는 구루병을 예방한다. 실제로 실험동물의 구루병을 연구하는 과학자들은 동물에게 통곡물을 먹여 구루병이 어떻게 발생하는지 관찰했다. 통곡물과 콩류가 칼로리의 주공급원인 여러 미개발 국가에서 구루병, 골다공증, 그리고 다른 뼈 미네랄 질병은 흔하다.

화석 기록을 통해 우리는 똑같은 뼈 미네랄 질병이 초기 농부들에게도 흔했다는 사실을 발견했다. 그러나 그들 이전의 수렵 채집인들에게는 이런 병이 없었다. 수렵 채집인들은 우유를 마시지 않았다. 그들은 과일과 채소로 칼슘을 충분히 섭취했고 강한 뼈를 가졌기 때문에 뼈 질병에 걸리지 않았다. 과일과 채소는 또한 그들에게 소변의 과도한 칼슘 배출을 예방하는 풍부한 알칼리성 공급원이었다. 구석기 다이어트를 실천하면서 칼슘 부족을 걱정할 필요는 없다. 과일과 채소에서 필요한 전부를 섭취할 수 있고 더 중요한 것은 칼슘의 균형이 맞춰진

구석기 다이어트

다는 점이다. 손실되는 양보다 더 많은 칼슘을 섭취할 것이고, 이것은 뼈 건강에 필수적이다.

식단에 싱싱한 살코기, 과일, 채소를 되찾고 공산품 같은 가공식품을 배제하는 순간, 당신은 비만과 문명병에서 제외될 수 있을 것이다.

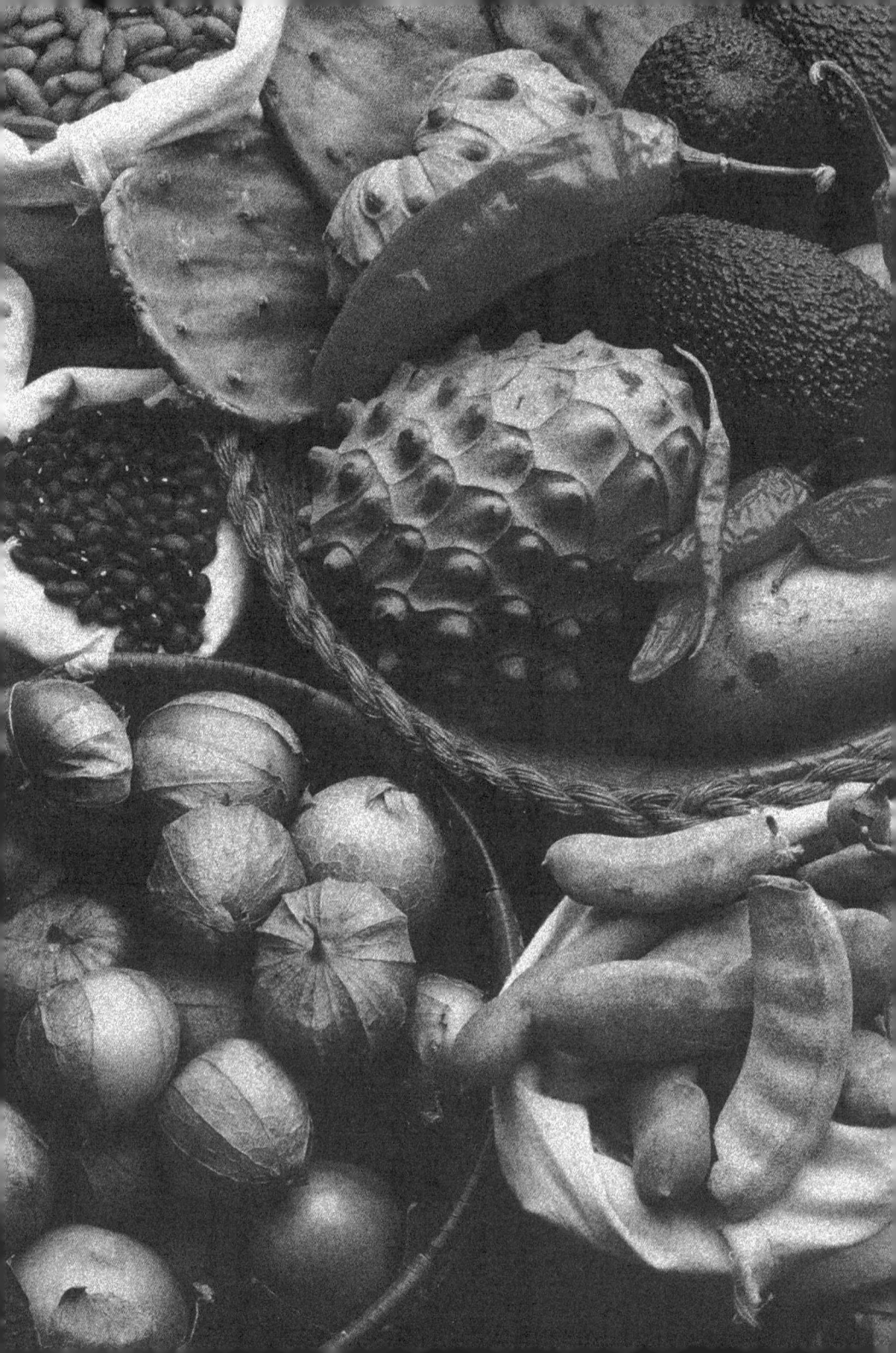

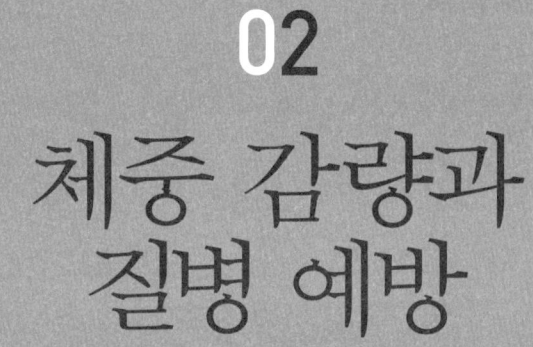

02
체중 감량과
질병 예방

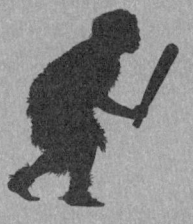

"구석기 다이어트는 내 건강과 삶을 되찾게 해준 가장 궁극적인 해답이었다."
식이 요인이 어떻게 대사증후군을 일으키는지 아직 정확히 밝혀지지 않았지만 한 가지는 분명하다. 구석기 다이어트를 실천하면 당신은 모든 식이 요인을 당신의 아군으로 삼을 수 있다는 것이다. 결론적으로 구석기 다이어트는 대사증후군 질환을 다스리는 데 가장 효과적인 도구가 될 수 있다.

구석기 다이어트는 정상 체중과 활력을 되찾는 평생의 식사법 이자 진정한 보약이다.

진짜 음식을 먹어야 살이 빠진다

다음은 제지방 단백질이 식생활에서 우선순위를 차지해야 하는 이유 네 가지이다.

- 과식할 수 없다.
- 신진대사를 향상시켜 더 많은 칼로리를 연소시킨다.
- 식욕을 충족시켜 배고픔을 덜 느끼게 한다.
- 인슐린 감수성을 개선한다.

체중 감량의 척도

당신이 과체중인지 어떻게 아는가? 과학자들은 키와 몸무게를 바탕으로 한 간단한 척도로 군살이 얼마나 되는지 정확히 알아내는 방법

체질량 지수에 따른 체중 분류

체질량 지수	분류
18.5 이하	저체중
18.5~24.9	정상
25.0~29.9	과체중
30.0~34.9	비만 1등급
35.0~39.9	비만 2등급
40 이상	비만 3등급

을 찾았다. 이 계산법을 '체질량 지수'BMI: Body Mass Index라고 부르는데, 다음은 그 분류이다.

 체질량 지수는 몸무게를 키의 제곱으로 나누면 된다. 파운드 단위 몸무게를 2.2로 나누면 kg 단위 몸무게로 바꿀 수 있다. 인치 단위 키에 0.0254를 곱하면 미터 단위 키로 바꿀 수 있다. 예를 들어 몸무게 154파운드에 키 5피트 4인치(64)인치의 여성은 몸무게 70kg(154÷2.2=70kg)에 키 1.63미터(64×0.0254=1.63m)가 된다. 미터 단위 키를 제곱한 값은 2.66(1.63×1.63=2.66)이고 체질량 지수는 26.3(70÷2.66=26.3)이다. 이는 여성이 과체중 범주에 속한다는 의미다. 체질량 지수가 27보다 높으면 인슐린 내성이 있고 한 가지 이상의 대사증후군 질환에 걸렸다는 (또는 걸릴 위험이 높다는) 신호일 수도 있다.

14kg을 뺀 의사 벤

다음은 호주 시드니의 일반 가정의 벤 발저 박사의 구석기 다이어트 체험담이다.

올해 4월, 나는 체중 때문에 막다른 지경에 이르렀다. 내 키의 정상 체중은 78kg이어야 하는데 거의 100kg이 나갔다. 몇 주 동안은 너무 두려워서 체중계에 올라가지도 않았다. 저울이 가리킬 숫자를 알기 때문이었다(분명 이 기간에는 100kg도 넘었다). 7년 동안 나는 표준 다이어트 방식에 따라 꽤 잘 짜인 저지방 식이요법을 실천해 왔다. 처음에는 효과가 있었지만 그만두자마자 체중이 점차 늘어났다.

의사로서 나는 내 상태를 정확히 알고 있었다. 당뇨병과 고혈압, 심장병이라는 심각한 가족력이 있는 37세 남자. 당장 액션을 취해야 할 때였다. 점점 몸이 붓고 피곤하고 둔해졌다. 하루하루 힘들어져서 운동을 해보려고 했지만 시간을 내기 어려웠고 500m도 간신히 수영할 정도였다. 발의 상태도 나빠지고 있었다. 코르티손 주사를 맞고 물리 치료를 받았음에도 2년 반 동안 뒤꿈치 통증 증후군을 앓고 있었다. 게다가 한 주에 닷새는 두통에 시달렸다.

다행스럽게도 나는 10년 전에 한 유명한 교수가 의학적으로 분석한 구석기 다이어트에 대해서 들은 적이 있었다. 논리적으로 타당하다는 생각에 나는 그의 문헌들을 파일로 보관해 두었다(당시에는 인터넷이 없었다). 나중에 구석기 다이어트를 인터넷으로 검색했고, 곧 돈 위스의 www.Paleofood.com 사이트를 발견했다. 또한 같은 동네의 한 다이어트 실행자가 이튼과 코너의 연구 논문을 추천해 주어서 나도 구석기 다이어트를 시작했다.

구석기 다이어트를 통해 맨 먼저 알아차린 것은 활력이 솟는다는 느낌이었다. 보름이 채 지나지 않아 뒤꿈치 통증 증후군은 사라졌다. 예상치 못한 효과였다. 두통도 2주에 한 번, 8개월 후에는 6주에 한 번 정도로 줄어들었는데, 그것도 아주 경미해졌다. 놀라운 효과였다.

체중도 급속도로 줄어들었다. 첫 달에 7kg, 지금은 14kg이 빠졌다. 그것으로 충분하지 않았기에 나는 운동할 기회가 거의 없었음에도 근육량을 늘려 나갔다. 점점 바지가 헐렁해지고 셔츠는 어깨를 꼭 죄기 시작했다. 체력이 좋아지는 체험은 즉각적이었다. 구석기 다이어트를 한 후로는 수영 1,000m를 완주하고도 숨을 헐떡거리지 않았다. 이제는 더 먼 거리도 거뜬하게 완주하고 있다. 정신도 그 어느 때보다 맑고 예리해졌다. 나를 아는 사람들은 모두 건강해 보인다면서 비결을 물어본다.

물론 가끔 모임에 참석하게 되면 구석기 다이어트를 어기게 된다. 그리고 주말에 빵을 두 번 먹으면 월요일 아침에 일어날 때 어김없이 뒤꿈치 통증을 느꼈다.

그런 경험이 신기해서 나는 구석기 다이어트를 집중적으로 연구했다. 질병이 예전보다 훨씬 더 많아진 것은 현대의 식생활 요인과 연관이 있다고 전적으로 확신한다. 식원병으로 보는 흔한 질병들(고혈압, 당뇨병, 고콜레스테롤혈증, 심혈관 질환, 뇌졸중)에 관절염, 후두염, 위궤양, 여드름과 다른 많은 질병도 포함된다.

나는 앞으로도 평생 동안 구석기 다이어트를 실천할 생각이다. 만약 내가 구석기 다이어트를 실천하지 않았다면 얼마나 후회했을까!

날씬하고 건강한 몸은 우리의 타고난 권리다. 구석기 다이어트는 속효의 해결책도, 허울 좋은 단기 다이어트가 아니다. 서서히 살을 빼면서 적정 체중을 평생 유지시켜 주는 식생활이다.

체중 감량에는 아주 단순한 법칙이 하나 있다. 바로 에너지는 창조되지도 파괴되지도 않는다는 열역학 제1법칙이다. 즉 몸에 흡수되는 에너지(칼로리)는 소모되는 에너지와 동일해야 한다는 의미다. 그렇지 않으면 체중은 늘어나거나 줄어든다. 소모하는 양보다 더 많은 칼로리를 섭취하면 살이 찐다. 섭취하는 양보다 더 많은 칼로리를 소모하면 살이 빠진다. 말 그대로 인풋이 아웃풋이 되는 셈이다.

단백질의 열 효과

인체의 신진대사에서는 이 기본 법칙이 사뭇 복잡해진다. '모든 칼로리는 동일하게 만들어지지 않는다.' 단백질은 탄수화물과 지방과 다르다.

그렇다면 칼로리는 어떻게 연소될까? 일부 칼로리는 심장 박동, 호흡, 소화 같은 기본적이고 무의식적인 기능을 위한 '안정 시 대사'의 일환으로 매우 낮은 수준으로 연소된다. 움직일 때와 운동할 때는 더 많은 칼로리가 연소된다.

섭취하는 양보다 더 많은 칼로리를 연소하는 방법은 덜 먹거나 더 많이 움직이는 방법 두 가지밖에 없다는 게 일반적이다.

사실 칼로리를 연소시키는 또 다른 방법이 있다. 기적의 효과를 낳을 수 있는 방법으로 몇 주 또는 몇 달 동안 장기적인 칼로리 부족 상태를 만드는 것이다. 무엇보다 그런 효과를 얻기 위해 굳이 잠자리에서 일어날 필요조차 없다. 이 놀라운 현상은 '열 효과'라고 하는데, 그것을 가능케 하는 열쇠는 단백질이다.

그 작용 원리는 이렇다. 소화가 진행되는 동안 몸은 음식을 기본 영양소, 즉 탄수화물과 지방과 단백질로 분해하여 사용할 수 있는 에너지로 바꾼다. 즉 교환이 이루어지는 것이다. 음식에서 에너지를 얻기 위해 몸은 자체 에너지를 (소화에) 일부 소모해야 한다. 음식을 소화하고 대사하기 위해 에너지를 사용하는 것을 과학 용어로 '식품의 체온상승 효과dietary-induced thermogenesis(DIT)'라고 한다. 탄수화물과 지방은 똑같이 DIT가 낮다. 이에 비해 단백질의 DIT는 2.5~3배 더 높다. 그래서 음식의 단백질에서 에너지를 얻기 위해 몸은 지방이나 탄수화물에서 필요한 것보다 거의 3배나 많은 에너지를 포기해야 한다.

이것은 단백질이 대사 작용을 촉진하여 똑같은 열량의 지방이나 탄수화물보다 더 빠르게 체중을 감량시킨다는 의미다. 영국 캠브리지의 던 임상 영양학 연구소에서 M. J. 돈시 박사 팀이 수행한 연구에 따르면, 고단백 식단이 같은 열량의 고탄수화물 식단에 비해 24시간 동안 총 에너지 소비를 12%(220kcal) 증가시키는 것으로 나타났다.

6개월 만에 운동량을 전혀 늘리지 않고 또는 칼로리 섭취를 줄이지 않고도 고단백 식단으로 5~7kg까지 살을 뺄 수 있다. 좀 더 운동량을 늘리고 칼로리 섭취를 약간 줄이면 6개월 만에 고단백 식단으로 14~34kg까지 살을 뺄 수 있다!

그러니 칼로리를 조금도 줄일 필요가 없다. 식사량을 전혀 바꾸지 않더라도 또는 운동 습관을 바꾸지 않더라도 한 해에 9~14kg까지 살을 뺄 수 있다. 운동량을 약간 늘리거나 식사량을 조금 줄이면 체중을 더 많이 감량할 수 있다. 다음은 딘에게 실제로 일어난 일이었다.

여섯 달 만에 34kg을 감량한 딘

1999년 4월 〈데이트라인 NBC〉는 구석기 다이어트에 대한 내 연구 성과를 다루며 22세의 딘 스탄코빅을 인터뷰한 특집 프로를 방영했다. 키 190cm인 딘의 몸무게는 고등학교를 졸업한 후 걷잡을 수없이 늘어나 한때 127kg에 달하기도 했다. 구석기 다이어트를 실천하기 전까지 딘은 수십 가지의 다이어트를 해보았다. 딘은 살을 빼리라 굳게 결심했지만 일반적인 저칼로리 식이요법들을 따를 수가 없었다. 공복감과 허기를 참기 어려웠다. 설상가상으로 이런 식이요법들은 처음에는 체중을 줄여 주었지만 오랫동안 실천하면 체중 감량 속도가 느려졌다. 굶주리는 동안 몸을 보존하기 위해 신체의 대사율이 낮아지기 때문이다. 저칼로리 식이요법들의 맹점이 그것이다. 결국 이런 저칼로리 식단으로 굶주리며 몇 달을 보낸 딘은 다시 원래의 식생활로 돌아갔다.

딘은 다른 사람들이 추천하는 고지방 저탄수화물 식이요법도 시도해 봤다. 살이 빠지긴 했지만 무기력과 만성 피로에 시달렸다. 아무리 강한 의지로 시작했어도 이런 식이요법들은 지루하고 시들해진다. 평생 소량의 과일과 채소를 먹고 산다는 건 상상할 수도 없었다! 이것은 평생 실천할 식생활이 아니었다! 기름진 고기, 치즈, 크림, 버터를 먹지 못하는 삶은 살 가치가 없었다. 몸과 마음이 저항했고, 다시 우울해지자 딘은 옛 식단으로 돌아갔다. 체중도 예전으로 돌아갔다.

1998년 가을, 딘은 한 젊은 여성을 만났다. 몇 년 동안 구석기 방식으로 식사를 해온 그녀는 딘에게 내 책과 권장 식단을 주었다. 처음 몇 차례의 시행착오를 거친 후 딘은 구석기 다이어트를 본격적으로 시작했다. 정말 꾸준히 체중이 줄어들기 시작했다. 구석기 다이어트를 시작한 지 6개월이 지난 1999년 봄, 딘은 32kg을 감량하여 84kg의 날씬한 몸매를 되찾았다.

〈데이트라인 NBC〉에서 딘은 이렇게 권했다. "매우 만족스러운 다이어트입니다. 배고프지 않아도 되고요."

2년 후에도 딘은 그 체중을 유지했고 자신의 경험을 이렇게 말했다. "나는 구석기 다이어트가 단순한 다이어트 이상이라고 생각해요. 라이프스타일에 가깝지요. 이제껏 만들어진 것 중 가장 위대한 다이어트라고 생각합니다. 옛날로 돌아갈 생각은 전혀 없어요."

단백질이 주는 포만감

단백질의 고DIT가 제지방 동물성 단백질을 더 많이 섭취하기 시작할 때 살이 빠지는 유일한 이유는 아니다. 단백질은 탄수화물이나 지방보다 훨씬 오래가는 포만감을 주기 때문이다. 이탈리아 밀라노 대학의 마리사 포리니 박사와 연구진은 식욕을 충족시키는 데 고단백 식사가 고지방 식사보다 훨씬 더 효과적이라는 사실을 발견했다.

고단백 육류는 또한 끼니 중간의 공복감을 줄이는 데 고탄수화물 채식주의 식사보다 훨씬 더 효과적이다. 스톡홀름의 카롤린스카 병원의 브리타 버클링 박사와 연구진은 20명의 건강한 여성에게 동일한 열량의 점심 식사를 제공했다. 여성들은 고단백 고기 롤이나 고탄수화물 야채 롤을 먹었다. 그런 다음 연구진은 여성들의 저녁 식사량을 측정했다. 고기 롤을 먹었던 여성들은 저녁 식사를 12% 적게 섭취했다. 이 연구가 분명히 보여 주듯이, 단백질의 포만감은 다음 식사의 먹는 양

뿐 아니라 하루 종일 먹는 양에도 영향을 미친다.

영국 로웻 연구소의 R. 제임스 스텁스 박사와 연구진은 6명의 남자들에게 각각 고단백, 고지방, 고탄수화물 아침 식사를 제공한 다음 그들의 공복감을 24시간 동안 관찰했다. 고단백 아침 식사는 다른 두 유형의 아침 식사보다 훨씬 효과적으로 허기를 억제했다. 이 실험은 포만감을 원한다면 제지방 동물성 단백질이 최고의 선택임을 확실히 보여주었다.

이론적으로 남는 칼로리는 공급원이 단백질이든 탄수화물이든 지방이든 '잉여' 칼로리로 간주되고 체중 증가를 초래한다. 그러나 실제로 몸은 그렇게 기능하지 않는다. 몸의 대사 체계가 과잉 단백질의 칼로리를 지방으로 저장하는 것은 매우 어렵고 비효율적이다. 잉여 칼로리는 거의 늘 여분의 지방이나 탄수화물에서 나오며, 이것들이 주로 우리를 살찌게 하는 영양소이다.

순 단백질을 과도하게 섭취하는 것은 불가능하다. 실제로 식생활을 제지방 단백질과 저지방 단백질에 의존한다 하더라도 그것만으로 살이 찔 수는 없다. 몸은 분명한 한계가 있고, 그 한계는 과잉의 식이 질소(체내에서 단백질을 분해할 때 발생)를 간이 처리하는 능력에 따라 정해진다. 대부분의 사람들에게 이 한계는 정상적인 하루 칼로리 섭취량의 약 35%이다. 장기간 이 한계를 초과하면 몸은 구토, 설사, 갑작스러운 체중 감소, 다른 단백질 독성 증상으로 반응한다.

그래도 단백질은 살과의 치열한 싸움에서 최고의 동맹군임을 명심하라. 단백질과 함께 과일과 채소, 좋은 지방과 기름을 풍부하게 섭취할 때 당신은 단백질의 과다 섭취를 걱정할 필요가 없다. 이제 구석기 다이어트가 공복감 없이 살을 빼주는 주된 이유를 살펴보자.

인슐린 감수성 개선 효과

구석기 다이어트가 체중 감량을 촉진하는 이유는 신진대사를 활성화시키는 동시에 식욕을 낮추는 고단백질 식단 때문만 아니라 인슐린 대사도 개선하기 때문이다.

인슐린 내성은 심각한 문제이며, 과체중인 사람들 대부분에게 나타나는 증세이다. 인슐린 내성이 있으면 췌장(인슐린을 만드는 기관)은 여분의 인슐린을 만들어 혈당인 포도당을 혈류에서 내보내야 한다. 과체중과 인슐린 내성 중 어느 것이 먼저인가에 대해서는 '닭이 먼저냐, 달걀이 먼저냐' 같은 논란이 있다. 과체중이 인슐린 내성을 일으킬까, 아니면 그 반대일까? 과학자들도 확실히 알지 못한다. 하지만 일단 인슐린 내성이 시작되면 그것은 체중 증가를 부추기는 대사 변화라는 도미노 효과를 일으킨다. 우선 몸은 더 많은 지방을 자주 저장하는데도 혈류 속의 과도한 인슐린은 저혈당증을 일으킬 수 있다. 저혈당에 대한 몸의 반응은 이렇다. "이봐, 문제가 생겼어. 빨리 뭐든 먹어야 해!" 저혈당은 식욕을 자극하지만 사실은 속임수이다. 금방 먹었는데도 허기를 느끼게 하기 때문이다.

다행스러운 사실은 단백질, 지방, 탄수화물을 가려서 섭취한다면 인슐린 내성의 진행에 영향을 줄 수 있다는 것이다. 스탠포드 대학의 제럴드 리븐 박사의 연구는 저지방 고탄수화물 식품이 인슐린 대사를 방해한다는 것을 입증했다. 하지만 고단백 식단은 인슐린 대사를 개선하는 것으로 알려져 있다. 밀라노 대학의 P. M. 피아티 박사와 연구진은 과체중인 여성 25명에게 두 종류의 식사를 제공했다. 첫 번째 식단은 단백질 45%, 탄수화물 35%, 지방 20%로 구성되었다. 두 번째 식단은 탄수화물 60%, 단백질 20%, 지방 20%로 구성되었다. 21일 후, 고단백 식단군의 여성들은 인슐린 대사가 현저하게 개선되었지만 고탄수화물 식단군의 여성들은 더 악화되었다.

이 모든 이점으로 보아 제지방 단백질이 모든 체중 감량 다이어트의 출발점이 되어야 하는 것은 분명해 보인다. 2002년 이전까지 고단백 식단에 대한 임상 시험은 3건뿐이었다. 세 연구 모두에서 체중 감량에는 고단백 식단이 저지방 고탄수화물 식단보다 월등히 낫다는 사실이 밝혀졌다.

덴마크 코펜하겐에 있는 왕립 수의학 농업대학의 아르네 아스트럽 박사의 영양학 연구진은 65명에게 칼로리 함량을 낮춘 고단백 식단이나 고탄수화물의 식단을 실천하게 하여 체중 감량을 연구했다. 6개월 후에 고단백 식단군은 체중이 평균 9kg 감소했고 그중 35%는 10kg

이상의 체중이 감소했다. 반면 고탄수화물 식단군은 체중이 평균 5kg 감소했을 뿐이고, 그중에서도 9%만이 10kg의 체중이 감소했다.

베이루트의 아메리칸 대학의 활라 바바 박사와 연구진은 과체중인 남성 13명에게 칼로리 함량을 낮춘 저단백 식단이나 고단백 식단을 실천하게 했는데 거의 동일한 결과가 나타났다. 한 달 만에 고단백 식단군의 평균 체중 감량은 8.3kg이었던 반면 고탄수화물 식단군은 6kg이었다.

일리노이 대학의 영양학 교수인 도널드 레이먼 박사는 10주 동안 하루 1,700kcal의 식사를 한 과체중인 여성 24명을 연구했다. 이들의 절반은 현재 미국 농무부의 식품 피라미드 지침을 따랐다. 이 지침은 탄수화물 55%, 단백질 15%(하루 68g), 지방 30%로 구성된 식단을 권장한다. 다른 절반의 여성들은 탄수화물 40%, 단백질 30%(하루 125g), 지방 30%로 구성된 식사를 했다. 두 그룹의 평균 체중 감량은 약 7.3kg이었지만, 식품 피라미드 지침을 따른 그룹이 체지방 4.7kg, 근육 1.4kg이 감소한 것에 비해 고단백 식단군은 체지방 5.6kg, 근육은 겨우 0.8kg 감소했다. 또한 고단백 식단군 여성들의 갑상샘 호르몬 수치가 높았던 것으로 밝혀졌다. 이는 대사율이 더 높았다는 의미다. 게다가 고단백 식단은 중성지방 수치를 현저하게 떨어뜨리고 좋은 HDL 콜레스테롤을 증가시킨다.

이 책의 초판을 내놓은 후 8년 동안, 나는 수많은 인체 임상 시험을 통해 체중 감량과 전반적인 건강 효과 면에서 고단백 식단의 우수성을 확실하게 입증하게 되었다.

체중 감량 효과

 구석기 다이어트를 시작할 때 당신은 어쩌면 충격적으로 당신의 식생활이 얼마나 곡물, 콩류, 유제품, 가공식품 위주로 구성되었는지 깨닫게 될 것이다. 대부분의 채식주의자조차 식물성 위주의 식생활을 지키기 위해 많은 양의 곡류와 콩류를 먹어야 한다. 과일과 채소만으로 충분한 칼로리를 얻기는 어렵기 때문이다. 아직 지구상에 남아 있는 2,000명 남짓의 수렵 채집인들을 제외하고 과일, 채소, 살코기, 해산물에서 하루 영양분을 얻는 사람은 거의 없다. 그러니 구석기 다이어트를 시작하는 당신은 선택받은 소수의 대열에 합류하는 셈이다. 지구상의 약 60억 명은 이런 식사를 하지 않으니까 말이다. 하지만 지질 연대로 1만 년전만 해도 구석기 다이어트를 실행하지 않는 사람은 단 한 명도 없었다.

 구석기 다이어트가 체중, 건강, 행복에 어떻게 영향을 미치는지에 대해 내가 소개하는 모든 내용은 권위 있는 과학 및 의학 학술지들에 실린 입증된 정보에 토대를 두고 있다.

 당신이 과체중이라면 구석기 다이어트가 당신의 체중을 정상화할 것이다. 구석기 다이어트를 계속해서 실천하는 한 정상 체중에 도달할 때까지 꾸준하게 살이 빠질 것이다. 대부분의 사람들은 첫 3~5일

내에 급격한 체중 감소를 체험한다. 이것은 주로 수분 손실이기 때문에 곧 안정된다. 그 후에 얼마나 살이 빠질 것인가는 두 가지에 달려 있다. 즉 시작 단계에서 얼마나 과체중인가와 총 칼로리 '부족'을 얼마나 많이 축적하는가이다. 초기의 수분 손실 후에 지방 0.45kg을 빼는 데 3,500kcal의 칼로리 부족분이 필요하다. 따라서 비만한 사람(체질량 지수가 30% 이상 높은 사람을 의미)이 매달 4.5~7kg의 체중을 줄이는 것이 그리 어려운 것은 아니다.

20kg을 감량하고 크론병을 치유한 샐리

샐리는 일리노이에 있는 한 통신 대기업의 매니저다. 그녀가 구석기 다이어트를 실천한 이유는 건강 때문이었다. 그녀는 곧 체중 감량의 놀라운 효과를 체험했다.

1986년 가을 나는 심각한 병에 걸렸다. 석 달이나 설사가 그치지 않았고 속이 뒤틀리는 통증으로 괴로웠다. 상태가 너무 나빠져 어떤 음식도 먹을 수 없었다. 석 달 만에 32kg이 빠졌는데 나는 겨우 열세 살이었다. 학교 수업도 간신히 들었고 수업이 끝나면 집에 돌아와 내내 잠을 잤다. 친한 친구들도 더 이상 찾아오지 않았고, 어머니는 걱정 끝에 병에 들었다. 아버지는 내가 거식증에 걸렸다고 생각했다. 증상이 시작되었을 때 의사들은 '알레르기'라고 추정할 뿐 뭐가 잘못됐는지 찾아내지 못했다. 증상이 악화되자 나는 의사와 전문가들을 찾아다녔지만 매번 종양, 간질환, 다른 생명을 위협하는 질환을 의심받았다. 나는 숱한 검사를 받았다. MRI(자기 공명 영상), 초음파, 식도 내시경 검사, 장관 검사, 혈액 검사, 변 샘플 검사, 소변 검사, 엑스레이, 인후경 검사 등을 거쳐 크론병이라는 진단이 내려지기까지 아홉 달이 걸렸다.

나는 프레드니손(스테로이드계)을 잔뜩 받았고, 몸이 약물에 반응하지 않으면 장의 일부를 수술로 제거하는 일정을 잡았다. 스테로이드 약을 복용한 지 며칠이 안 되어 몸이 훨씬 좋아졌다고 느꼈다. 몇 주가 지나자 나는 밖에서 잔디를 깎았고, 예전에 한 달 동안 먹던 양보다 더 많은 양을 하루에 먹을 수 있었다. 당시에 내 약물 치료는 기적이었다.

인생의 대부분을 나는 스테로이드계 약, 항염증제, 면역 억제제 사이를 오갔다. 이 모든 약물은 증상을 완화시켜 주었지만, 그렇다고 병을 근본적으로 치료하지는 못했다. 전반적인 건강은 서서히 악화되었다. 쇠약하고 의기소침해지고 무기력해졌다. 의사들에게 물어보면 도움이 안 되는 추측성 대답만 돌아올 뿐이었다.

"크론병은 유전병이라서 가족에게 유전되지요. 바이러스나 박테리아가 원인일지도 모릅니다. 전염은 되지 않아요. 이 병의 원인이 뭔지는 우리도 모릅니다."

내가 만난 모든 전문가들은 크론병이 식습관과 무관하다고 했다.

대학을 졸업할 무렵 나는 뭔가를 해보기로 결심했다. 대학원에 들어가 언젠가 치료법을 찾는 데 도움이 될 과학 연구를 파고들었다. 그때 크론병을 포함하여 모든 퇴행성 질환의 식생활 치료에 대한 자료를 발견했다. 크론병 치료에 활용되는 모든 식단은 구석기 식단과 매우 유사하다. 내 스스로 내 건강에 책임질 차례였다. 그래서 엄격한 구석기 식사를 시작했다. 그 결과는 놀라웠다. 한 달이 채 안 되어 증상의 90%가 사라졌다. 나는 마치 다시 태어난 것 같은 기분이었다.

나는 지금까지 거의 2년 동안 구석기 다이어트를 실천해 왔다. 그동안 20kg을 감량하여 적정 체중을 유지하고 있다. 크론병 증상은 100% 없어졌고 1년 동안 병원을 찾지도 않았다. 하루 6km 달리기를 시작했는데 예전에는 절대 해낼 수 없는 일이었다. 구석기 다이어트는 결코 효과 빠른 해결책이 아니다. 병과 약물의 후유증을 치료하려면 시간이 걸린다.

자신의 병을 다스리거나 체중 감량법을 찾는 사람들에게 나는 구석기 다이어트를 시도해 보라고 강력하게 권한다. 내 목숨을 구해 주었던 것처럼 당신의 목숨을 구해 줄 거라고 믿기 때문이다.

채식이 부른 철결핍성 빈혈

고등학교를 졸업한 후 앤 우드는 여름 동안 알래스카에서 웨이트리스 일을 하기 위해 집을 떠났다. 그녀는 부모 곁을 떠나 친구들과 파티를 열며 즐거운 시간을 보냈지만 근무 중에 도넛, 버거, 감자튀김을 먹었고 저녁에는 초콜릿과 아이스크림을 먹다 보니 허리둘레가 갑자기 늘어났다. 가을에 집에 돌아와 대학에 들어갔을 때 그녀의 체중은 50kg에서 61kg이 되었다. 뚱뚱하지는 않았지만 예전보다 훨씬 살이 쪘다. 남자친구에게 놀림을 당한 후 그녀는 살을 빼기로 결심하고 곡류, 감자, 많은 전분, 소량의 지방이나 고기로 구성된 채식에 가까운 다이어트를 실행했다. 당시에는 채식 다이어트가 유행이었다.

그녀는 또한 조깅을 시작했는데, 달리기는 곧 평생의 취미가 되었다. 그녀는 다시 날씬해지고 건강해졌다. 혈압과 콜레스테롤 수치는 낮아졌지만, 거의 7년간 달리기를 하니 오히려 기력이 딸리는 것을 깨달았다. 항상 피곤했고 오래 달린 후에는 그저 잠만 자고 싶었다. 앤은 달리기를 하다 당한 부상에서 회복된 지 얼마 지나지 않아서 다시 부상을 당했다. 눈 밑에 다크서클이 늘어났고 예전보다 더 자주 감기에 걸렸다. 결국 그녀는 철결핍성 빈혈에 걸렸다는 사실을 알았다. 오트밀, 현미, 콩, 파스타, 저지방 요구르트라는 '건강에 좋은' 주식이 원인이었다.

앤은 《대안 영양학The Complete Book of Alternative Nutrition》에서 구석기 다이어트의 원칙을 발견했다. 일리가 있다고 생각한 그녀는 그 방법을 시도했다. 예전의 채식 위주 식단을 거의 매 끼니마다 살코기, 닭고기, 해산물로 대체했다. 과일과 채소는 아무 문제가 없었다. 구석기 식단으로 바꾸기 전에도 과일과 채소를 많이 먹었기 때문이다. 한 주가 지나지 않아 앤은 하루 종일 기력이 안정되는 것을 알아차렸다. 더 이

구석기 다이어트

상 오후에 파김치가 되는 일은 없었다. 체력이 좋아졌고 달리기를 한 후에도 덜 피곤했다. 구석기 다이어트를 시작한 지 3개월 후, 2kg이 더 빠져 현재 체중인 48kg이 되었다. 이제 군살은 없어졌고 근력도 예전보다 더 좋아졌다. 저절로 철결핍성 빈혈이 사라지면서 팬더같던 다크서클도 없어졌다.

14kg을 감량한 영양학자 멜리사

애리조나 주 투손에 사는 영양학자이자 건강 저널리스트인 멜리사 다이앤 스미스는 《X증후군 : 인슐린 내성의 예방과 치료를 위한 영양 프로그램 Syndrome X : The Complete Nutritional Program to Prevent and Reverse Insulin Resistance》의 공동 저자이자 《곡류 끊기 : 곡류를 줄이고 멀리하여 건강을 되찾는 방법 Going Against the Grain : How Reducing and Avoiding Grains Can Revitalize Your Health》의 저자이다. 다음은 그녀의 이야기다.

1986년 나는 헬스클럽에서 일을 시작했다. 식단은 건강에 좋다고 생각하는 베이글, 머핀, 치킨 파스타, 치킨 라이스, 칠면조 샌드위치를 선호했다. 이런 유형의 식단은 내게 재앙이었다. 그 후 1년 반 동안 몸무게가 14kg이 늘었고 심각한 유사 인플루엔자를 포함하는 온갖 건강 문제가 생겼다. 경련이 멈추지 않는 이 병은 나중에 만성피로증후군으로 진단받았다.

건강을 회복하려고 채식, 자연식, 고탄수화물 식이요법 등 몇 가지 인기 있는 다이어트를 시도했지만 그럴 때마다 더 쇠약해지고 병이 깊어졌다. 그러다가 내 건강을 되찾게 해준 구석기 다이어트를 만나게 되었다. 구석기 다이어트는 제지방 동물성 단백질과 비전분질 채소에 기반을 두되 밀이나 다른 글루텐 곡물, 유제품, 콩류, 가공 지방과 설탕을 완전히 배제하는 식이요법이다.

이 방식으로 식사를 하자 건강이 극적으로 호전되었다. 나는 기력이 샘솟고 집중력이 강해지고 몸이 좋아지는 것을 느꼈다. 살은 저절로 빠지기 시작했다. 6개월이 채 안 되어 정상 체중인 52kg으로 돌아왔다. 기존의 영양학적 지식에 맞서기는 어려웠지만, 이런 식생활 유지를 통해 만성피로증후군에서 완전히 벗어날 수 있었다. 구석기 다이어트는 내 건강과 삶을 되찾게 해준 가장 궁극적인 해답이었다.

생활습관이 될 궁극의 다이어트

구석기 다이어트를 통한 체중 감량은 몇 달에 걸쳐 점진적으로 일어난다. 다시 한 번 말하지만 빠른 효과는 없다. 효과 빠른 다이어트를 시도하는 사람들은 대부분 오랫동안 그것을 실천할 수 없다.

구석기 다이어트를 한다고 해서 공복감을 느낄 필요는 없다. 단백질은 식욕을 충족시키고 낮은 탄수화물 함량은 낮은 당부하와 결합하여 인슐린과 혈당 수치를 정상화시키기 때문에 저절로 과식을 방지해 준다. 줄어든 체중과 몸매는 구석기 다이어트를 계속 실천한다면 그대로 유지될 것이다. 당신은 모든 살코기, 생선, 해산물, 과일, 채소(전분질 채소는 제외)를 먹을 수 있다.

  이제 당신의 유전자에 들어맞는 음식 다이어트를 시작할 시간이 아닐까? 구석기 다이어트는 모든 사람의 정상 체중을 찾아 주는 평생의 식습관이다.

대사증후군의 예방과 치유

> 명백해 보이는 사실을 분석하기 위해서는 비범한 안목이 필요하다.
> — 앨프레드 노스 화이트헤드

대사증후군, 즉 인슐린 내성 질환은 서구 국가들의 매우 중요한 건강 문제로 문명병(문화병) 또는 생활습관병이라고도 불리며 절반이나 되는 성인과 아동을 괴롭히고 있다. 대사증후군의 주요 질환은 다음 네 가지가 있다.

- 제2형 당뇨병
- 고혈압
- 심장병

- 이상 지질혈증(HDL 콜레스테롤 수치가 낮고, 중성지방 수치가 높고, 미세입자 small dense LDL 콜레스테롤 수치가 높다)

통풍과 혈액응고 이상 그리고 비만도 대사증후군 질환에 포함된다.

인슐린 내성이 생기면 췌장은 혈류에서 혈당을 내보내기 위해 평소보다 더 많은 인슐린을 분비하기 때문에 혈중 인슐린 수치가 늘 높은 상태가 된다.

인슐린은 거의 모든 세포에 영향을 미치는 중요한 호르몬이다. 만성적으로 높은 혈중 인슐린 수치는 다양한 대사증후군 질환의 근본적인 원인으로 보고 있다.

일부 과학자들은 고포화 지방 식단이 인슐린 대사를 저하한다고 생각한다. 스탠포드 대학의 제럴드 리븐 박사를 포함하는 다른 과학자들은 저당지수 및 고당지수 식품의 고탄수화물 식단에 책임이 있다고 믿는다. 간혹 고당지수 탄수화물을 지목하는 학자들도 있다. 그러나 실제로 비만하고 인슐린 내성을 가진 사람들 대부분은 고지방과 고당지수 탄수화물이 혼합된 음식을 먹는다. 이런 나쁜 음식 결합의 예를 들어보자. 구운 토마토와 발효 크림, 버터 바른 빵, 토스트와 계란 그리고 패스트푸드(피자, 아이스크림, 과자류, 감자튀김)……. 이런 식품들은 모두 고지방에 고당지수 탄수화물 식품이다.

구석기 다이어트에서는 인슐린 내성을 일으키는 이런 음식들이 전혀 문제되지 않는다. 이런 비정상적인 음식 결합이 포함되지 않기 때문에 당신의 식사는 나빠지지 않는다. 오히려 예전보다 더 풍요롭고 다양하고 맛있다. 지방 많은 고급 아이스크림 대신에 신선한 블루베리 한 접시나 딸기와 호두를 곁들인 멜론은 어떤가? 생선튀김 대신에 껍질째 먹는 새우나 기름기 없는 스테이크는 어떨까? 이 책의 별책으로 구체적인 요리법과 구석기 식단표를 준비했으니 참고하기 바란다.

대사증후군을 치유한 잭

유명한 영양 기자인 잭 캘럼은 25년 넘게 영양 연구를 취재해 온 독보적인 건강 저널리스트이다. 그는 〈렛츠 리브 Let' Live〉와 〈자연 건강 Natural Health〉의 기자이자 영양 관련 베스트셀러의 공동 저자이다.

내가《탄수화물 중독증 Syndrome X : The Complete Nutritional Program to Prevent and Reserve Insulin Resistance》을 쓰기 시작했을 때 그는 자신이 X증후군 초기 단계임을 부정했다. 하지만 48세였던 그는 몸무게 77kg에 허리둘레가 38인치였고 공복 혈당은 111mg/dL였다. 그는 곧《탄수화물 중독증》에서 권장하는 식단을 실천했다. 모든 파스타와 빵류를 끊고 살코기와 많은 야채를 위주로 하는 구석기 다이어트를 철저히 따랐다.

석 달 만에 9kg이 빠지고 허리가 4인치 줄었다. 공복 혈당은 85mg/dL였다. 혈중 콜레스테롤과 중성지방 수치도 나아졌다. 이렇게 호전된 상태를 유지하는 것도 어렵지 않았다. 구석기 다이어트 식사는 맛있고 쉽고 신선하기 때문이다.

인슐린 내성의 위협

고당지수 탄수화물은 혈중 중성지방을 증가시키고 좋은 HDL 콜레스테롤을 감소시킨다. 또한 혈류 속의 '미세입자(sd)-LDL 콜레스테롤'이라는 특정 유형의 콜레스테롤을 증가시킨다. 혈액 화학치의 이러한 변화는 심장병 사망 위험을 크게 높인다.

태산이 되는 티끌, sd-LDL 콜레스테롤

최근 sd-LDL 콜레스테롤이 동맥을 막는 병인 죽상동맥경화증의 가장 강력한 위험으로 떠올랐다. 죽상동맥경화증의 연구는 갈수록 세분화되고 있다. 우선 콜레스테롤, 다음에는 HDL 콜레스테롤과 나쁜 LDL 콜레스테롤, 이제는 가장 나쁜 종류의 LDL 콜레스테롤인데, 이 작고 조밀한 입자는 동맥 폐색을 일으키기 쉽다.

비록 혈중 총 콜레스테롤과 LDL 콜레스테롤 수치가 정상이더라도 sd-LDL 콜레스테롤 수치가 높다면 여전히 심장병에 걸릴 가능성이 높은 것이다.

저지방 고탄수화물 식단이 총 콜레스테롤과 LDL 콜레스테롤을 줄일지 몰라도 sd-LDL 콜레스테롤을 줄이는 데는 무력하다. 아니 더 악화시킨다. 캘리포니아-버클리 대학의 달렌 드레온 박사와 연구진은 고탄수화물 식단이 남성과 여성과 아동의 sd-LDL 콜레스테롤을 증가시킨다는 것을 거듭 보여 주었다. 고당지수 식품은 혈중 중성지방을 증가시키는데, 중성지방은 sd-LDL 콜레스테롤을 형성한다. 단 전분질 고당지수 탄수화물을 배제하여 중성지방을 줄이면 자동적으로 sd-LDL 콜레스테롤도 줄어든다.

인슐린 감수성의 개선 효과

구석기 다이어트는 인슐린 감수성을 개선한다. 우선 인류 원래의 저당지수 탄수화물, 저당도 식단이기 때문에 중성지방, HDL 콜레스테롤, sd-LDL 콜레스테롤을 걱정할 필요가 없다. 인슐린 수치가 낮아지고 안정되면서 모든 혈액 수치는 빠르게 정상화될 것이다.

구석기 다이어트에 포함된 풍부한 섬유소와 고단백질, 오메가-3 지방산도 인슐린 감수성을 개선한다. 전분질 탄수화물과 달리 단백질은 혈당과 인슐린 수치에 작은 변화만을 일으킨다. 순 지방의 한 끼 식사만으로는 혈액 수치에 변화를 일으키지 못한다. 구석기 다이어트에 포함되는 오메가-3 지방산은 실제로 인슐린 대사를 개선하고 혈중 중성지방을 급격하게 감소시킨다. 구석기 다이어트에 들어가는 과일과 비전분질 채소의 풍부한 섬유소는 장에서 탄수화물의 흐름을 늦추어 준다. 이 또한 혈당 상승을 늦추고 궁극적으로 인슐린 감수성을 개선한다.

인슐린 내성과 만성 질환

과학자들이 인슐린 내성의 범위를 확대하기 시작한 것은 아주 최근이다. 전 세계에서 이루어진 연구를 보면, 인슐린 내성은 다른 많은 만성 질환과 연관이 있다. 과학자들은 특정 유형의 암, 근시, 다낭난소증후군, 심지어 여드름에서까지 인슐린 내성의 역할을 탐구하고 있다. 이 모든 병은 심장병처럼 많은 요인이 관련된 것일테니 직접적인 인과 관계를 주장하는 것은 성급한 판단일 것이다. 하지만 이 질병들의 근본 원인이 결국 인슐린 내성이라고 밝혀지더라도 당신은 안전할 것이다. 구석기 다이어트는 인슐린 내성을 막는 모든 영양소를 포함하고 있기 때문이다.

성장 호르몬IGF-1 대 억제 호르몬IGFBP-3

지난 5년 동안 과학자들은 대사 작용의 연쇄 반응 한 가지를 발견했다. 혈류의 인슐린 수치가 높으면 '인슐린 유사 성장 인자-1'IGF-1이라는 호르몬의 혈중 수치가 증가하고 '단백질 결합 인슐린 유사 성장 인자-3'IGFBP-3이라는 또 다른 호르몬이 감소한다는 것이다. IGFBP-3이 감소하면 조직 성장을 억제하는 몸의 화학 신호(레티노산)때문에 조직이 둔감해진다. 모든 조직 내의 강력한 호르몬인 IGF-1은 성장의 주요 조절 인자로 IGF-1 수치가 증가하면 성장이 촉진되고 감소하면 성장이 느려진다. 정상 신장 이하의 아동은 IGF-1 수치가 낮다. IGF-1을 이런 아동에게 투여하면 즉시 키가 자라기 시작한다. 반면 키 큰 아동은 IGF-1 수치가 높다.

휴스턴에 있는 아동영양연구소의 윌리엄 웡 박사팀은 아동의 성장에 대한 연구를 통해 키가 더 크고 몸무게가 더 많이 나가는(조숙한) 여자 아이가 인슐린과 IGF-1의 혈중 수치가 더 높고 IGFBP-3 수치는 낮다는 사실을 발견했다. 인슐린 내성을 일으키는 식단, 특히 고당지수 탄수화물 식단은 IGF-1 수치를 증가시키고 IGFBP-3 수치를 감소시키며 레티노산에 대한 조직 감수성을 떨어뜨린다. 이런 호르몬의 변화는 성장기 아동의 발육을 촉진시킨다.

이것은 성인 건강과 무슨 관계가 있을까? IGF-1은 모든 세포의 일생 동안 세포 분열(성장)의 강력한 자극제임이 밝혀졌다. 실제로 과학자들은 IGF-1이 제어되지 않는 세포 증식의 주된 촉진제가 아닐까 생각한다. 하지만 IGFBP-3는 '세포 자멸사'라는 과정을 통해 암세포를 자연스럽게 죽이고 제어되지 않는 세포 성장을 막는다.

지난 10년 동안 IGF-1 수치가 높고 IGFBP-3 수치가 낮은 것이 폐경 전 여성의 유방암, 남성의 전립선암, 성인의 결장암과 크게 연관이 있음을 보여 주는 과학 논문들이 쏟아져 나왔다. 다양한 암에 대한 동물 실험에서 과학자들은 핵심 성분, 즉 IGF-1을 주입하여 암을 유발시킬 수 있다. 역으로 IGFBP-3을 주입하면 암 진행이 늦춰진다. 체내 레티노산의 합성 유도체는 배양 세포에서 암의 진행을 강력하게 억제한다. 그래서 혈중 인슐린의 높은 수치에서 촉발되는 호르몬의 모든 연쇄 반응은 암 진행을 촉진하는 경향이 있다.

유방암의 두 가지 위험 요인은 조발성 사춘기와 평균 이상의 신장이다. 인슐린의 수치가 높을 때와 마찬가지로 IGF-1 수치가 높고 IGFBP-3 수치가 낮으면(달리 말해 아동의 키를 더 크게 하고 유년기에 사춘기를 더 빨리 오게 하는 수준) 또한 성년기에 암에 대한 감수성이 높아진다.

유방암을 걱정하는 많은 여성들이 위험을 줄이려는 시도로 채식을 선택한다. 불행하게도 곡물 및 전분 위주의 식단은 실제로 유방암의 위험을 증가시킨다. 그런 식단이 인슐린을 증가시킬 뿐만 아니라 IGF-1은 증가시키고 IGFBP-3을 감소시켜 레티노산에 대한 조직 감수성을 떨어뜨리기 때문이다. 실비아 프란체스키 박사가 이끈 이탈리아 여성을 대상으로 한 대규모 역학 조사에서 파스타와 정제된 빵을 많이 먹으면 유방암과 대장암의 발병 위험이 높아지는 것으로 나타났다.

대부분의 채식은 전분질 곡류와 콩류에 기반을 두고 있다. 애석하게도 채식이 변함없이 건강식품으로 간주됨에도 불구하고 암의 위험을 크게 줄여 주지는 못한다. 7만 6,000명이 넘는 사람들의 사망 원인을 비교한 사상 최대의 연구에서는 채식주의자와 육식주의자 간의 유방암, 전립선암, 대장암, 위암, 폐암으로 인한 사망률에 아무 차이가 없었던 것으로 밝혀졌다.

암은 여러 유전 요인과 환경 요인이 관련된 복잡한 병이다. 모든 암에 책임 있는 하나의 식이 요인은 없다. 그러나 제지방 단백질과 과일과 채소가 풍부한 저당지수의 구석기 다이어트를 실천하면 암 발병 위험은 크게 낮아질 것이다.

인슐린 내성-근시

인슐린 내성이 혈액의 호르몬 수치를 변화시켜 조직 성장을 촉진하기 때문에 과학자들은 인슐린 내성이 비정상적인 조직 성장의 원인이라고 생각했다. 그 흔한 예가 근시인데, 전체 미국인의 3분의 1이 근시이다. 근시는 안구의 과도한 성장으로 생긴다. 겉으로는 눈이 정상으로 보이지만 실제로는 적절히 초점을 맞추기에 안구 길이가 너무 길다. 근시는 일반적으로 성장기에 생기며 보통 20대 초반에 이르면 안정된다. 아동기의 인슐린 내성이 근시 발병의 원인임을 보여 주는 새로운 증거는 아이의 근시를 예방하는 데 유용할지 모른다.

안과 의사들은 근시가 지나친 독서와 유전자의 상호 작용에서 생긴다는 데 대체로 동의한다. 당신이 책벌레로 어린 시절을 보냈다면, 근시가 집안 내력이라면 지금 당신은 안경이나 콘택트렌즈를 착용하고 있을 가능성이 높다. 근시는 글씨에 초점을 맞추면 눈의 뒤쪽(망막)에 생기는 약간 흐릿한 상이 그 원인으로 생각된다. 이 흐릿한 상은 망막에서 안구 길이를 더 늘리라고 호르몬 신호를 보낸다. 동물을 대상으로 한 실험을 통해 이 호르몬 신호가 레티노산에 의해 생긴다는 사실이 밝혀졌다. 지나친 독서는 망막의 레티노산 생성을 늦춘다. 레티노산은 안구가 너무 길어지는 것을 억제하거나 예방한다. 최근의 연구에서 인슐린의 높은 수치가 안구의 과도한 성장의 직접적 원인이라고 밝혀졌다. 이는 아동의 식단 조절로 인슐린 내성을 예방해 준다면 근시가 생길 위험이 낮아질 수도 있다는 긍정적인 의미로 볼 수 있다.

인슐린 내성-다낭난소증후군

다낭난소증후군은 미국 여성의 5~10%에서 발생한다. 이 증후군에 걸린 여성은 월경이 불규칙해지거나 배란을 하지 못하며, 난소에서 테스토스테론 같은 남성 호르몬이 많이 분비된다. 그러면 체모가 많아지면서 비만해지고 여드름, 고혈압, 제2형 당뇨병에 걸리기 쉽다. 또한 심장병과 심장마비에 걸릴 위험이 다른 여성보다 7배나 높아진다. 이 증후군에 걸린 여성의 60%가 인슐린 내성을 보이며, 대부분 IGF-1의 수치가 높다. 수많은 임상 연구를 통해 식생활의 간단한 변화만으로, 즉 인슐린 대사를 개선하는 음식을 먹는 것만으로 다낭난소증후군의 증세를 완화할 수 있다고 판명되었다. 인슐린 대사를 정상화하는 구석기 다이어트는 이런 여성들에게 큰 도움을 줄 수 있다.

인슐린 내성-여드름

오랫동안 피부과 의사들은 음식이 여드름과 전혀 무관하다고 믿었다. 아주 최근의 과학적 증거에서 인슐린 내성과 여드름이 유관한 것으로 드러났다. 설탕, 과당, 고당지수 탄수화물이 가득한 식단이 이 문제의 한 원인일지 모른다. 대부분의 10대와 성인 5,000만 명에게 여드름이 생긴다.

여드름과 음식과의 관련성을 뒷받침하는 정보를 오토 셰퍼 박사가 찾았다. 그는 캐나다 극북 지방의 황무지에서 1950~1960년 동안 한 세대 만에 (문자 그대로) 석기시대에서 우주 시대로 이동한 이누이트족 원주민들을 연구했다. 셰퍼 박사의 보고에 따르면, 전통적인 음식을 먹었던 이 에스키모들에게 여드름은 없었다. 정제 설탕과 전분과 유제품이 섞인 서구식 식생활을 했을 때만 여드름이 생겼다.

여드름이 생기면 네 가지 일이 일어난다. 첫째, 모낭 주변 피부의 성장이 과도해진다(모낭 과다각화증). 둘째, 모낭 안에서 피지 생성이 빨라진다. 셋째, 모낭 세포가 떨어지면서 비정상적으로 뭉쳐 모낭을 막히게 한다. 넷째, 막힌 모낭에 고름이 생긴다. 최근까지 피부과 의사들은 왜 모낭 피부가 과도하게 성장하고 모낭 세포가 과도하게 결합해서 피지 생성이 촉진되는지 그 이유를 알지 못했다. 차츰 늘어나는 증거들을 통해 인슐린과 IGF-1의 증가가 IGFBP-3의 감소와 함께 모낭 피부의 과도한 성장의 직접적인 원인임을 알 수 있었다.

고당지수 음식이 혈중 IGF-1의 수치를 높이고 IGFBP-3의 수치를 낮춘다는 사실을 명심하라. 바로 이것이 저당부하의 고단백 식단이 여드름을 없애는 데 효과적인 이유다. 그런 식단은 과도한 모낭 피부의 성장에 제동을 걸기 때문이다.

고당지수 탄수화물 식사로 인슐린 수치가 높아지면 IGF-1이 증가하고 IGFBP-3이 감소하는 외에 남성 호르몬인 테스토스테론이 증가한다. IGF-1과 테스토스테론이 증가하면 피지의 배출이 촉진된다. 이는 고당지수 식단으로 생긴 인슐린 내성이 여드름 발생의 첫 두 단계에 직접적인 원인일 수 있다는 의미다. 지난 5년 동안 하버드 공중 보건 대학원에서 수행한 식이 개입 연구와 일련의 역학 조사를 통해, 구석기 다이어트 같은 고단백 저당지수 식단이 인슐린 대사를 개선하고 여드름 예방에 도움이 된다고 입증되었다. 만약 당신에게 여드름이 있다면 건강에 좋은 이 평생 식사 프로그램이 큰 도움이 될 것이다.

결론적으로 구석기 다이어트는 대사증후군 질환을 다스리는 데 가장 효과적인 도구가 될 수 있다.

음식과 질병

> 우리는 이전에 결코 그렇게 아프지 않았다. 백인의 음식은 우리에게 좋지 않다.
> — 베핀 섬의 이누이트 말라야 쿨루주크

음식과 병의 연관성

현대인을 괴롭히는 만성 질환, 이른바 '문명병'은 잘못된 식생활에서 기인했다고 할 수 있다. 음식과 병은 분명히 관련이 있다.

250만 년 동안 꿋꿋하게 지켜진 구석기 다이어트에서 벗어날 때 우리는 대사증후군 질환에 걸릴 뿐만 아니라 다른 병에 대한 감수성도 높아진다.

특정 음식 또는 영양소의 부족이 특정한 병의 원인임을 우리는 어떻게 알 수 있을까? 당신에게 우유 알레르기나 유당 거부증이 있다면 증상의 원인과 결과는 아마도 분명할 것이다. 하지만 어제 아침에 먹은 토스트에 바른 (트랜스 지방이 함유된) 마가린이 40년 후 심장마비를 일으키는 것과 어떤 연관이 있을지 예견하는 것은 불가능하지는 않지만 매우 어렵기는 하다.

과학자와 의사들은 음식과 병의 상관관계를 밝히기 위해 식이 개입, 역학 조사, 동물 실험, 배양 조직 연구 등 다양한 연구 방법을 동원한다. 네 가지 연구의 결과가 모두 일치할 때 특정한 음식이 특정한 병의 원인일 가능성이 높다. 하지만 대개의 경우 음식과 병의 관련성은 명백하지 않다. 흔히 질병에 대한 유전적 감수성이 이 문제를 더 애매하게 한다. 이제부터 살펴볼 질병들은 음식과 병의 관련성이 부분적으로 밝혀졌을 뿐이다. 그럼에도 구석기시대 조상들의 식생활 방식을 따른다면 이런 병들의 발병 위험이 줄어들 것이다. 현재 이런 병에 고통 받고 있다면 구석기 다이어트로 증상이 개선될 것이다.

대사증후군 질환

앞에서 대사증후군 질환(제2형 당뇨병, 심장병, 고혈압, 이상 지질혈증, 비만, 다낭난소증후군, 근시, 여드름, 유방암, 전립선암, 결장암)이 혈류의 높은 인슐린 수치와 어떻게 연관되어 있는지를 언급했다. 하지만 이 병들도 모두 다른 식이 요인들에 기인한다. 예를 들면 소금은 고혈압과 관련되어 있으며 과일과 채소의 섭취 부족도 그렇다. 오메가-3 대신에 오메가-6를 과다하게 섭취하는 것도 혈압을 높일 수 있다. 단백질 섭취 부족도 혈압 상승과 관련이 있다.

유방암, 전립선암, 결장암은 과일과 채소를 충분히 먹지 않는 사람들에게 더 흔히 발병하는 것으로 알려져 있다. 과일과 채소는 암 진행을 막는 항산화 비타민과 미네랄의 훌륭한 공급원이자 '식물성 화학물질'이라 불리는 다양한 특수 물질을 함유하고 있다. 식물성 화학물질은 암세포에 치명적인 식품에 들어 있는 영양소로, 이에 대한 연구는 대부분 최근에 이루어졌다. 과학자들은 그것이 어떻게 작용하는지 조금 이해했을 뿐이다. 다음은 그 몇 가지 예다.

- 브로콜리에는 암 유발 요인들을 몰아내는 설포라판이 들어 있다.
- 브로콜린에는 엽산, 비타민 C, 베타카로틴을 비롯하여 에스트로겐 분비를 촉진하는 '인돌-3-카르비놀'이라는 물질이 풍부하다.
- 딸기, 토마토, 파인애플, 피망에는 강력한 항암제로 알려진 화합물 p-쿠마르산과 클로로겐산이 들어 있다.
- 마늘과 양파는 콜레스테롤을 낮추는 물질을 함유하고 있을 뿐 아니라 위암을 예방해 주는 알릭 황화물의 풍부한 공급원이다.

고혈압의 경우와 마찬가지로, 오메가-6를 너무 많이, 오메가-3를 너무 적게 섭취하면 유방암, 전립선암, 결장암의 발병 위험이 더욱 높아진다.

식이 요인이 어떻게 대사증후군 질환을 일으키는지 아직 정확히 밝혀지지 않았지만 한 가지는 분명하다. 구석기 다이어트를 실천하면 당신은 모든 식이 요인을 당신의 아군으로 삼을 수 있다는 것이다.

심혈관 질환

미국인의 사망 원인 1위는 심혈관 질환이다. 총 사망자의 무려 41%가 심장마비, 뇌졸중, 고혈압, 기타 심혈관 질환으로 사망했다. 암과 마찬가지로 심혈관 질환도 복합 질병이며 한 가지 식이 요인이 병의 원인인 경우는 없다. 강조하지만 인류 원래 식단의 영양 원칙을 따른다면 이런 치명적인 병과 멀어질 수 있다.

좋은 지방

좋은 지방은 의사들이 '심장 보호제'라고 부르는 지방이다. 좋은 지방은 질병으로부터 심장과 혈관을 보호한다. 현대 식단과 달리, 구석기 다이어트에서는 지방의 적어도 절반이 건강에 좋은 단불포화 지방이다. 합성 트랜스 지방은 없다. 그리고 오메가-6 지방산과 오메가-3 지방산의 비율은 2:1이다. 이 환상의 비율은 심장병으로 사망할 확률을 크게 낮춘다.

단불포화 지방

단불포화 지방은 혈액 속의 총 콜레스테롤 수치를 낮추어 심장병에 걸릴 전반적인 위험을 줄여 준다. 구석기 다이어트에 풍부하게 들어 있는 이 좋은 지방은 LDL 콜레스테롤이 산화하여 동맥을 막는 것을 예방한다. 또한 유방암에 걸릴 위험을 낮출 수 있다.

오메가-3 지방산

오메가-3 지방산이 인슐린 대사에 미치는 이로운 효과와 그것이 어떻게 혈중 중성지방을 줄여 주는지에 대해서는 언급했다. 오메가-3는 심장마비를 일으킬 수 있는 불규칙한 심박동을 예방하는 데 강력한 효능이 있으며 혈액 응고를 예방하고 막힌 동맥을 뚫어 주는 데 도움이 된다.

한 획기적인 식이 개입 연구를 살펴보자. 프랑스의 두 의사 세르그 르노와 미셸 드 로르게리는 심장마비 경력이 있는 600명의 환자에게 오메가-3 지방산이 풍부한 식사를 제공하고 효과를 분석했다. '리옹 심장 식단 연구'로 알려진 이 연구 조사에서, 환자들의 절반은 칼로리의 30%를 지방에서 얻는 미국심장학회의 저지방 식단을 따랐다. 나머지 환자들은 오메가-3와 불포화 지방, 과일과 채소가 풍부하며 칼로리의 35%를 지방에서 얻는 지중해 식단을 따랐다.

결과는 놀라웠다. 미국심장학회 식단을 따른 환자들에 비해 지중해 식단을 따른 환자들은 심장마비, 뇌졸중, 다른 심혈관 질환으로 인한 사망 위험이 75% 감소했다. 이 놀라운 심장병 예방책 역시 당신의 것이 될 수 있다. 지중해 식단처럼, 인류의 원래 식단도 심장을 보호하는 오메가-3 지방산, 단불포화 지방, 과일과 채소에 들어 있는 이로운 식물성 화학물질과 항산화 비타민이 풍부하다.

산-알칼리 불균형과 나트륨

소금이 잔뜩 들어간 곡류와 치즈 위주에 과일과 채소가 별로 없는 식단은 체내의 산-알칼리 평형을 산성으로 치우치게 한다. 언급했듯이 곡류, 치즈, 육류, 짠 음식은 신장에 총 산성 부하를 일으킨다. 반면 과일과 채소는 알칼리성 부하를 만든다. 알칼리성 식품 대신에 산성 식품을 과도하게 섭취하면 나이 들어 신장에서 산을 잘 처리하지 못하게 되면서 문제를 많이 일으킬 수 있다.

다섯 가지 주요 산성 식품 중 네 가지, 즉 곡류, 콩류, 치즈, 소금은 구석기시대 조상들이 거의 또는 전혀 먹지 않았다. 대신 그들은 엄청난 양(현대의 기준으로)의 알칼리성 과일과 채소를 먹었다. 이것은 고기가 풍부한 그들의 식단에서 산의 완충제 역할을 했다.

서구 국가들에 만연하는 만성 질환은 음식의 산-알칼리 불균형 때문에 생긴다. 다음은 그런 병들이다.

- 골다공증
- 고혈압
- 뇌졸중
- 신장 결석
- 천식
- 운동 유발성 천식
- 메니에르 증후군
- 위암
- 불면증
- 멀미

이런 질병들이 산-알칼리 불균형과 관련 있다는 사실을 알게 된 것은 최근이다. 얼마 전까지만 해도 과학자들은 이런 질병들이 나트륨의 과도한 섭취와 관련이 있다고 생각했다. 소금의 화학 성분은 나트륨과 염화물인데, 소금을 산성으로 만드는 것은 나트륨이 아니라 염화물이다. 따라서 고혈압의 식이 원인으로 염화물의 책임이 크다고 볼 수 있다.

골다공증

앞에서 소금과 칼슘의 체내 상호 작용에 대해 언급했다. 소금을 많이 섭취하는 사람은 소금을 덜 먹는 사람보다 소변으로 칼슘이 더 많이 배출된다. 이런 칼슘 손실은 곧 뼈 손실을 초래해서 골다공증까지 이어진다. 신장은 소금의 산성 염화물의 완충 작용을 위해 알칼리성 염기(칼슘)를 내보내야 한다. 하필 우리 몸에서 칼슘을 가장 많이 저장하고 있는 곳은 바로 뼛속이다. 짭짤한 감자 칩이나 페퍼로니 피자를 생각없이 먹고 있을 때 뼈는 칼슘을 배출하느라 진땀을 빼고 있는 것이다. 평생 그런 음식을 먹으면서 골다공증에 걸리지 않는 것이 더 어렵지 않을까?

천식과 운동 유발성 천식

소금이 뼈에만 나쁜 것은 아니다. 소금이 천식이나 운동 유발성 천식을 일으킨다고 밝혀지지는 않았지만 두 병의 상태를 악화시킬 수 있다. 인간과 동물을 대상으로 한 연구에 따르면, 소금이 폐의 기도 주변 근육을 위축시킬 수 있다는 것이다. 최근 우리 연구진은 소금(나트륨과 염화물 성분 모두)이 운동 유발성 천식을 악화한다는 것을 입증했다. 또한 저염식을 하면 운동 유발성 천식의 증상이 상당히 완화된다는 사실도 밝혀냈다.

소금으로 인한 다른 문제들

짜게 먹지 않는 습관은 좋은 것이지만 당신이 먹는 음식에는 이미 소금이 많이 들어 있다는 사실을 알아야 한다. 현대인은 매일 10~12g의 소금을 먹는다. 이 소금 섭취량의 거의 80%는 가공식품, 특히 건강에 좋다고 여겨지는 식품에서 나온다. 통밀빵 두 조각에도 1.5g의 소금이 들어 있다. 햄, 살라미, 소시지 같은 짭짤한 고기를 샌드위치에 넣지 않더라도 원래부터 소금이 들어 있는 셈이다.

고염식은 심장 결석, 뇌졸중, 위암에 걸릴 위험을 높인다. 또한 수면의 질을 떨어뜨린다. 숙면은 저염식의 잘 알려지지 않은 효과 중 하나이다. 식단에서 소금을 배제하면 당신은 즉시 숙면을 취할 수 있을 것이다. 저염식은 멀미도 완화시키는 것으로 밝혀졌다.

상당히 많은 식품이 산성이라서 몸의 산-알칼리 평형을 깨트릴 수 있다. 시리얼, 땅콩, 땅콩버터, 빵, 머핀, 치즈, 샌드위치, 피자, 도넛, 쿠키 등의 가공식품을 먹는다는 것은 몸에 산을 가득 채우고 있는 것이다. 따라서 건강에 좋은 알칼리성 과일과 채소를 균형 있게 먹지 않는다면 산-알칼리 평형이 깨져 만성 질환에 걸릴 위험이 높아진다.

칼륨

체내의 또 다른 중요한 화학적 균형은 칼륨과 나트륨의 균형이다. 구석기 식단은 칼륨이 나트륨보다 10배나 많다. 현대인은 매일 나트륨을 칼륨보다 5배 많이 섭취한다. 구석기 다이어트는 당신의 몸을 칼륨은 많이, 나트륨은 적게 섭취하는 인류 원래의 상태로 빠르게 되돌려 준다.

소화기 질환

섬유소는 우리 건강에 절대적으로 필요하다. 섬유소를 충분히 섭취하지 않을 때 적어도 13가지 질병이 생길 수 있다. 가장 흔한 소화기 질환은 정제 곡물, 설탕, 가공식품으로 가득한 현대적 식사(?)를 할 때 생긴다.

- 변비
- 치질
- 정맥류 질환
- 흉통
- 소화불량
- 충수염
- 결장(대장)게실증
- 크론병
- 궤양성 결장염
- 과민성 대장 증후군
- 십이지장 궤양
- 식도열공탈장
- 담석

구석기 다이어트는 과일과 채소에서 풍부한 섬유소를 섭취할 수 있다. 살코기 위주의 식단이 변비를 유발한다고 우려하는 사람들이 있지만 사실은 그렇지 않다.

육류, 생선, 해산물은 변비와 전혀 무관하다. 유명한 북극 탐험가 빌흐잘무르 스테판손Vilhjalmur Stefansson은 20세기 초에 북극의 지도를 작성하느라 개썰매를 타고 탐험했던 그는 1년 이상을 자급자족하며 살았다. 그와 대원들은 사냥과 낚시로 얻을 수 있는 동물성 식품을 먹고살았다. 그는 일기에 예전에 밀가루, 콘 비스킷, 쌀, 빵을 먹을 때는 대원들이 변비에 시달렸는데 에스키모 식단처럼 고기(고단백이지만 단백질 독성의 위험을 막아 주는 지방이 충분한)만을 먹은 지 한 주가 채 안 되어 변비가 거의 완치되었다고 기록했다.

탐험을 마치고 문명사회로 돌아와서 스테판손과 또 다른 탐험가는 유명한 의사와 과학자들의 통제하에 1년 동안 전적으로 육식을 했다. 1년 후 임상 진단을 살펴보니 그들의 장 기능이 정상으로 나타났다. 스테판손과 이누이트족처럼, 당신도 살코기, 생선, 해산물을 주식으로 삼을 때 변비로 시달리지 않을 것이다. 그리고 대부분의 소화기 질환이 사라질 것이다.

크론병과 궤양성 결장염

다른 문명병과 마찬가지로, 소화기 질환을 예방해 주는 것은 과일과 채소의 수용성 섬유질이 아니다. 유제품, 곡류, 이스트는 위장관의 염증성 질환인 크론병의 발병과 깊은 연관이 있다.

성분식成分食(유제품, 곡류, 이스트 단백질이 없는 유동식)은 의사들이 크론병 환자를 치료하는 데 사용하는 최고의 방어책이다. 놀랍게도 환자의 거의 80%가 약물 요법 없이 성분식만으로도 완치되었다. 하지만 여기에 한 가지 큰 문제가 있다. 평생 유동식만 먹을 수 있는 사람은 거의 없다. 유동식을 먹을 바에야 차라리 인류의 진짜 음식인 과일, 채소, 살코기를 먹는 편이 나을 것이다.

크론병과 궤양성 결장염(결장의 염증성 질환)의 염증을 진정시키는 가장 강력한 치료법의 하나는 오메가-3 지방산의 훌륭한 공급원인 어유 캡슐을 처방하는 것이다. 다시 한 번 우리는 인류 원래 식단의 복합 성분들이 서로를 보완하여 만성 질환을 예방하고 치료한다는 사실을 알게 되었다. 예외 없이 문제를 일으키고 건강을 해치는 것은 우리의 유전자에 맞는 3가지 단순한 식품(과일, 채소, 살코기)을 멀리하기 때문이다.

염증성 질환

오메가-3 지방산은 다른 병들과의 싸움에서도 강력한 무기가 된다. 항염증 성질 때문에 오메가-3 지방산은 암의 발병을 예방해 준다. 또한 거의 모든 염증성 질환을―류머티즘, 궤양성 결장염, 치은염 같은 '염'자로 끝나는 질병― 효과적으로 완화한다. 놀라우리만큼 건강에 좋은 이 지방은 자가면역 질환의 증상을 완화해 준다. 식단에 오메가-3를 보충하고 곡류, 유제품, 콩류, 이스트를 배제하면 이런 질병들의 심각한 증상을 크게 완화할 수 있다.

자가면역 질환

류머티즘, 다발성경화증, 제1형(소아) 당뇨병 같은 자가면역 질환은 몸의 면역 체계가 자신의 조직과 침입자의 조직을 구별할 수 없을 때 생긴다. 그 결과 몸이 자신을 공격한다. 이런 유형의 질병은 몸의 공격 속성에 의존한다. 면역 체계가 신경 조직을 침입하여 파괴할 때 다발성경화증이 생기는데 이때 췌장이 표적이 되면 제1형 당뇨병이 생긴다. 관절 조직이 공격을 받아 파괴되면 류머티즘이 생긴다.

모든 자가면역 질환은 바이러스나 세균 감염, 특정 음식 섭취 같은 하나 이상의 환경 요인과 유전자의 상호 작용 때문에 생긴다. 애석하게도 바이러스와 세균과 음식이 유전적 감수성을 가진 사람들에게 어떻게 병을 유발하는지는 정확히 밝혀지지 않았다.

그동안은 다양한 환경 요인이 자가면역 질환을 일으키는 것으로 생각했다. 최근에 한 가지 환경 요인만으로도 자가면역 질환을 일으킬 수 있다고 입증되었다. 밀, 호밀, 보리, 귀리 같은 곡물은 복강병과 포진 피부염과 관련이 있다. 면역 체계가 장세포를 공격하고 파괴하는 복강병은 설사 같은 영양 문제를 초래한다. 포진 피부염은 피부가 공격받는 질환이다.

글루텐을 함유하는 곡류를 먹지 않으면 복강병과 포진 피부염이 완치된다. 곡물, 유제품, 콩류는 제1형 당뇨병, 다발성경화증, 류머티즘 같은 자가면역 질환을 일으키는 요인이기 때문이다. 그러나 곡류, 유제품, 콩류가 없는 구석기 식단이 이런 질병들의 증세를 완화시킬 수 있다는 식품 개입 연구는 아직 없었다. 단 캐나다의 비공식 연구에 따르면, 구석기 다이어트를 실천하여 다발성경화증 환자들의 증상이 완화되었다고 한다.

렉틴과 자가면역 질환

우리 연구진은 최근 〈영국 영양 저널 British Journal of Nutrition〉에 한 논문을 발표했다. 유제품, 곡류, 콩류, 이스트가 유전적 감수성을 가진 사람들의 류머티즘과 다른 자가면역 질환의 부분적 원인일 수 있다는 이론을 설명하는 논문이다. 콩류와 곡류에는 '렉틴'이라는 물질이 있는데 식물이 곤충 포식자를 물리치도록 진화시켜 준 단백질이다. 렉틴이 몸에 들어가면 체내의 모든 조직과 결합하여 조직을 사정없이 파괴할 수 있다.

보통 음식을 먹으면 단백질은 염기성 아미노산으로 분해된 다음 소장에서 흡수되는데 렉틴은 다르다. 렉틴은 소화되지도 분해되지도 않고 영양소 흡수가 일어나는 장 세포에 들러붙는다. 밀, 강낭콩, 대두, 땅콩에 함유된 렉틴은 장 투과성을 높이고 식품 단백질의 불완전 소화를 초래하고 잔류성 장 세균을 혈류로 침투시키는 것으로 알려져 있다(알코올과 매운 고추 또한 장 투과성을 높인다). 원래 면역 세포는 이런 이상 세균과 식품 단백질을 즉각 먹어치운다. 하지만 렉틴은 세포계의 트로이 목마 같은 존재이다. 렉틴은 창자벽을 쉽게 뚫고나가도록 만들고, 혈류로 새어 들어가는 음식과 세균 파편들을 퇴치하는 면역 체계의 능력을 떨어뜨린다.

놀랍게도 우리는 많은 장 세균 파편이 특정 면역 체계 단백질과 면역 체계의 공격을 받는 조직과 똑같은 분자 구조를 이룬다는 사실을 발견했다. 이렇게 비슷한 장 세균, 식품 단백질, 면역 체계 단백질, 체 조직 단백질은 면역 체계를 혼란시켜 스스로를 공격할 수 있다. 전 세계의 연구 그룹은 우유, 곡류, 콩류의 단백질 또한 분자 구조의 유사성으로 면역 체계를 속여 자기 조직을 공격할 수 있다는 사실을 발견했다.

만약 당신이 자가면역 질환에 걸렸다면 구석기 다이어트로 증상을 치료하거나 완화할 수 있다고 보장하지는 못하지만 자가면역 병에 걸릴 위험은 거의 없다. 게다가 구석기 다이어트에는 당신의 건강을 증진해 줄 예방 효과가 있다.

심리적 장애

곡물 없는 식단의 숨은 효과 한 가지는 정신 건강을 개선해 준다는 점이다. 콜로라도 주립대학의 클라우스 로렌츠 박사는 곡류가 정신분열병의 발병과 진행에 미치는 영향을 연구했다. 광범위한 연구 고찰을 통해 로렌츠 박사는 "밀, 호밀, 보리를 거의 또는 전혀 먹지 않는 사람들은 정신분열증 유병률이 현저히 낮다"는 결론을 내렸다. 그의 분석은 이스턴 펜실베이니아 정신의학연구소의 커티스 도한 박사의 임상 연구 결과에도 반영되었다.

25년에 걸친 연구를 통해 도한 박사는 곡류와 유제품이 없는 식사를 유지한 환자들에서는 정신분열병 증상이 완화되었지만 이 식품들을 식단에 다시 포함시키자 증상이 악화되었다고 거듭 밝혔다. 곡류가 기분과 정신 건강을 바꾸는 정확한 이유는 확실하지 않다. 하지만 몇몇 연구를 통해, 밀에 포함된 마약성 물질이 뇌의 특정 부위에 영향을 미칠 수 있는 것으로 판명되었다. 우유에서 '카소모르핀'이라 불리는 유사 물질을 제거해 왔다. 하지만 이 물질이 기분이나 행동을 바꿀 수 있는지는 아무도 모른다.

국립보건연구소의 조 히벨른 박사는 오메가-3 지방산이 우울증, 적대감, 정신분열병, 기타 정신 장애를 완화시키는 데 효과적임을 입증했다. 그의 연구 결과는 보스턴에 있는 브리검 여성병원의 앤드루 스톨 박사가 이끈 조울증 환자 30명을 대상으로 한 4개월간의 연구에서 확인되었다. 스톨 박사는 가장 효과적인 이중 맹검, 위약 투여 시험법을 사용하여 조울증 치료에 오메가-3 대 올리브유의 효능을 비교했다. 스톨 박사 연구진에 따르면 "거의 모든 결과에서 오메가-3 지방산 섭취군이 올리브유 섭취군보다 나았다." 이 연구 결과는 생선(오메가-3의 훌륭한 공급원)을 많이 먹는 사람들에게서 우울증 발병률이 훨씬 낮다는 것을 입증하는 최근의 여러 연구에 더욱 신빙성을 부여해 준다.

구석기 다이어트 또한 인슐린 수치를 정상화하기 때문에 정신 건강을 개선해 줄 것이다. 저혈당이 피로를 느끼게 하고 긴장과 짜증을 유발할 수 있다는 사실은 상식이 되었다. 저당지수 탄수화물과 풍부한 제지방 단백질로 인슐린이 정상화되면 혈당과 기분 또한 일정하게 유지된다.

비타민 결핍증

미국에서 흔하게 발생했던 비타민 결핍증(각기병, 펠라그라, 구루병)은 2차 세계대전 후 흰 밀가루와 흰 쌀에 비타민 B군을, 우유와 마가린에 비타민 D를 강화하면서 사라지게 되었다. 하지만 저개발 국가나 곡류와 콩류를 주식으로 하는 곳에서는 아직도 이런 결핍증이 기세를 떨치고 있다. 비타민 D의 결핍으로 생기는 구루병을 포함하여 세계에 만연하는 주요 비타민 결핍증은 전적으로 농업이 가져다준 새로운 식생활로 인한 비극이다. 자연이 주는 온전한 먹거리를 먹으면 당신은 비타민 결핍증과 무관할 수 있다.

충치

구석기인들의 치아에 대한 고고학적 연구를 모두 찾아 봐도 충치를 앓았다는 증거는 없다. 어떻게 칫솔질이나 치실, 구강 청정제 없이도 건강할 수 있었을까? 정답은 간단하다. 살코기, 과일, 채소로 이루어진 식생활에 충치는 발을 붙일 수 없었다. 사실 농업의 시작으로 전분질과 당질 식품이 등장할 때까지 충치는 생기지 않았다. 특정 세균에 의해 생기는 산이 치아의 에나멜을 부식시킬 때 충치가 생긴다. 이런 세균은 산 생성의 연료가 되는 설탕이나 전분이 없으면 활동할 수 없다.

따라서 우리는 치아를 통해서 많은 것을 배울 수 있다. 치아에 해를 끼치는 식품이라면 몸에도 좋을 리 없기 때문이다. 정제 설탕과 전분은 우리의 구석기시대 몸에는 이물질인 셈이다. 요컨대 우리는 새로운 농업 식품에 제대로 적응할 시간이 없었다. 자연이 주는 먹거리인 살코기, 과일, 야채를 먹을 때 우리 몸은 최상의 기능을 발휘할 수 있다.

알코올 중독

알코올 남용이나 중독은 농경 이전 사회의 문제가 아니었다. 술은 구석기시대 사람들과는 무관했다. 채취한 벌꿀이나 산딸기를 발효해서 술을 만드는 것은 가능했을 테지만 말이다. 농업혁명으로 전분질 곡물이 풍부해지면서 최초의 맥주를 만들기 전까지 술은 없었다. 꽤 오랜 시간이 흐른 후에야 포도를 발효시켜 만든 와인이 등장했다. (맥주와 와인은 효모 발효의 부산물로 알코올 도수가 4~16도 정도이다. 알코올 함유량이 이 도수를 넘으면 알코올을 만드는 효모균이 죽는다.) 증류주도 증류기가 발명된 800년까지 등장하지 않았다.

알코올을 적당히 마시는 것은 건강에 해롭지 않다. 실제로 알코올은 모든 복합적인 사인으로 인한 사망 위험을 줄여 준다고 여겼다. 적절한 알코올 섭취는 인슐린 감수성을 개선해서 다른 만성 질환의 위험을 낮춘다.

그렇다면 건강을 위해 술을 마셔야 한다는 말일까? 절대 그렇지 않다. 구석기 다이어트의 체중 감량과 건강 증진 효과를 얻는 데 알코올은 필요 없다. 하지만 당신이 이따금 와인 한 잔을 즐긴다면 그런 즐거움까지 포기할 필요는 없다. 1주일에 술을 몇 번 마신다고 건강이 나빠지지 않으며 체중 감량도 늦추어지지도 않는다. 단 자가면역 질환이나 다른 심각한 건강 문제가 있다면 술은 삼가야 한다.

피부암

피부암은 세 가지 종류가 있다.

- 피부의 맨 위층에 생기는 편평세포암
- 피부의 맨 아래층에 생기는 기저세포암
- 피부의 색소 생성 세포인 멜라닌 세포 안에 생기는 흑색종

미국암학회는 2010년 한 해 동안 미국인 200만 명이 편평세포암이나 기저세포암에 걸릴 것으로 추산했다. 두 암은 진행이 느리고 다른 부위로 전이되지 않아서 초기에 제거하면 쉽게 치료할 수 있다. 그리고 2009년에는 미국인 6만 9,000명이 흑색종에 걸린 것으로 추산했다. 흑색종은 다른 분위로 전이되기 전에 초기에 발견하여 수술로 제거한다

면 치료될 가능성이 높다. 100명 중 95명이 진단 후 5년 정도 생존한다. 단 흑색종이 몸의 다른 부위로 전이되면 치명적일 수 있다. 5년 생존율도 100명당 16명으로 크게 떨어진다.

과학자들은 과도한 광 노출이 피부암과 연관된다고 본다. 그렇다고 태양을 피해 다니라는 의미는 아니다. 여기서 다시 수렵 채집인 조상들을 떠올리게 된다. (수렵 채집인들과 비슷하게) 평생 햇볕에 많이 노출되는 사람이 적게 노출되는 사람보다 흑색종 발병률이 낮은 것으로 판명되었다. 사실 흑색종은 햇볕에 노출되는 신체 부위에 흔히 발생하는데 실내 노동자가 야외 노동자보다 흑색종에 걸릴 위험이 더 높다는 점은 매우 역설적이다. 이런 예상 밖의 연구 결과에 연구가들은 아동기에 입은 일광 화상이나 햇볕에 노출되는 신체 부위에 입은 화상이 성인기의 누적 일광 노출보다 흑색종 발병에 더 영향을 준다고 믿게 되었다.

햇볕에 타지 않을 정도로 적절하고 지속적으로 햇볕을 쬔다면 몸은 자연이 인도하는 방식으로 반응한다. 멜라닌 생성이 증가하면 피부가 타고 까매진 피부는 햇빛의 해로운 자외선을 차단해 준다. 또한 자외선이 피부의 콜레스테롤을 비타민 D로 전환하여 혈액 속의 비타민 D 수치가 올라가기 시작한다. 비타민 D는 강력한 발암 억제제이다. 실제로 비타민 D는 실험동물과 배양 조직에서 흑색종의 증식을 억제하는 것으로 밝혀졌다.

비타민 D가 주는 또 하나의 효능은 전립선암, 유방암, 결장암과의 싸움에서 우리의 가장 강력한 동맹군이라는 사실이다. 개체군 연구를 통해 드러난 증거를 보면, 평생 햇볕에 많이 노출되는 사람들이 이런 암의 발병률이 가장 낮았다.

피부암은 여러 요인이 복합적으로 영향을 미치는 병이다. 과학자들은 실험동물 연구를 통해 과도한 오메가-6 지방산이 피부암의 발병을 촉진한다는 사실을 발견했다. 하지만 오메가-3 지방산은 피부암의 진행을 늦추어 준다. 게다가 베타카로틴, 비타민 C와 E 같은 항산화제는 자외선에 의한 피부 손상을 막아 준다. 구석기 다이어트의 식생활 원칙을 실천한다면 당신도 이러한 이점을 누릴 수 있다. (물론 앞에서 논의한 많은 병들과 마찬가지로, 적절한 식생활이 피부암 발병 위험을 낮추어 주기는 하지만 완전히 예방할 수는 없다.)

햇볕을 쬐는 것은 식물이 광합성을 하는 것처럼 인간에게는 자연스럽고 필요한 일이다. 그것은 인류 진화 유산의 일부라고도 할 수 있다. 햇빛이 없었다면 수렵 채집인 조상들이 먹었던 자연 식품에서 비타민 D를 제대로 흡수할 수 없었다. 식품은 아주 짧은 시간 동안, 즉 유제품 생산자들이 비타민 D를 우유나 마가린에 첨가했던 100년이 안 되는 기간 동안만 비타민 D의 중요한 공급원이었다. 일광 노출은 평생 지속적으로 제한된 양만 쬔다면 건강에 좋다.

앞에서 보았듯이, 구석기 다이어트는 당신을 날씬하게 해줄 뿐 아니라 광범위한 질병들을 예방하고 치료해 줄 것이다. 구석기 다이어트야말로 진정한 보약이다!

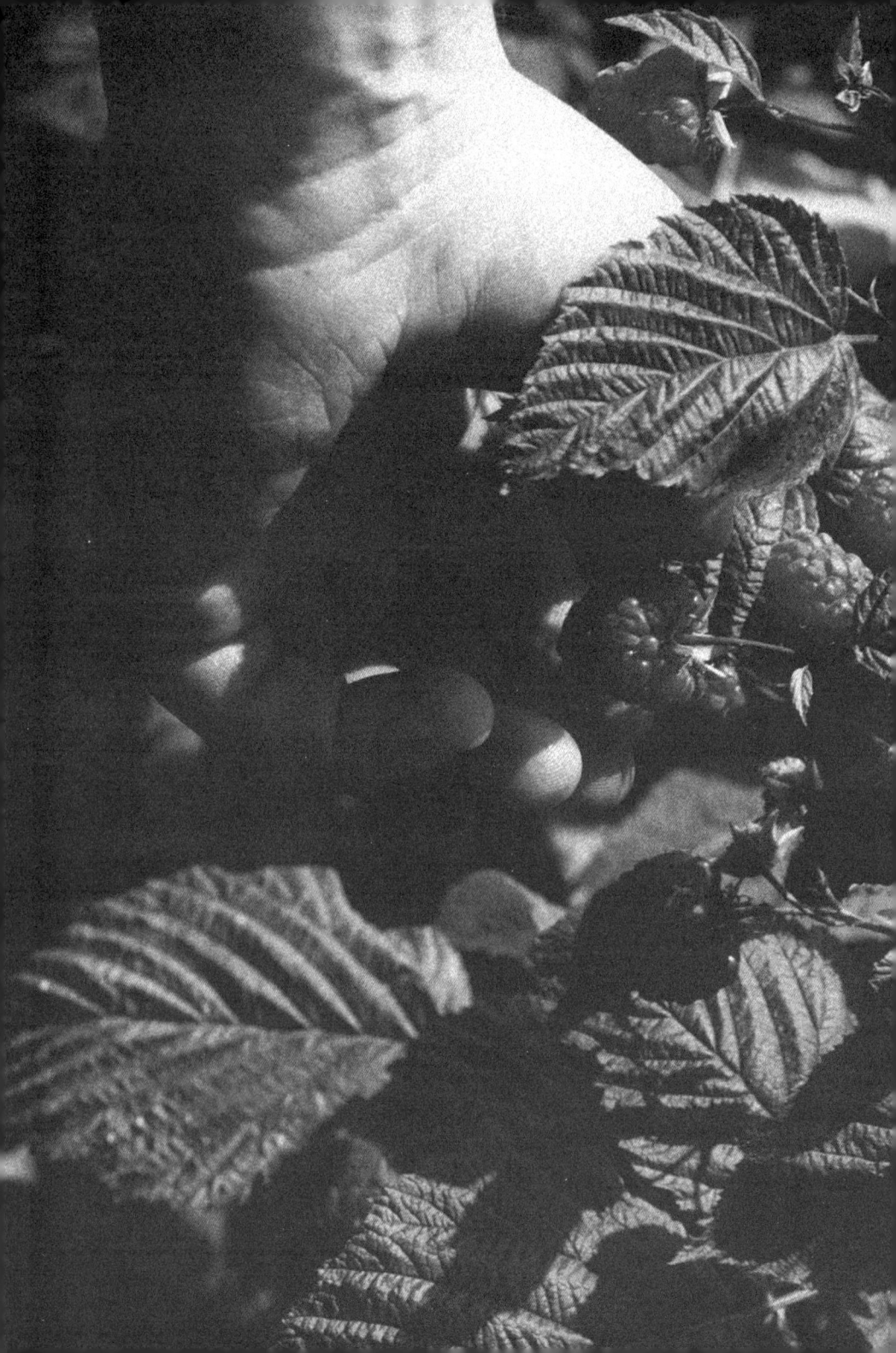

03 구석기 다이어트 프로그램

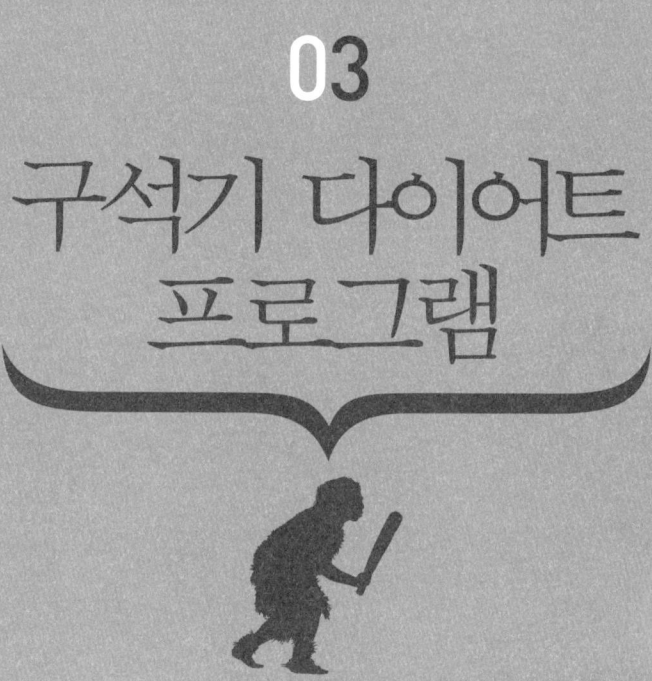

구석기 다이어트는 인류의 정상적인 식단이다. 비정상적인 식단, 이상한 식단, 보통을 벗어난 식단은 바로 현대 세계에 널리 퍼진 곡물, 유제품, 가공식품 위주의 식단이다. 이제 과감하게 바꿀 때가 되었다.

실제로 음식은 사랑과 결부되어야 한다. 사랑이 담긴 자연 본래의 음식으로 자신과 가족과 친구들을 사랑해 보는 것은 어떨까?

진짜 착한 식사법

지금까지 구석기 다이어트가 왜 자연이 내린 식단인지 둘러보았다. 이제 구체적으로 들어가 보자.

구석기 다이어트는 아주 쉽다. 식품군의 균형을 맞추고 일지에 기록하고 무게를 재고 칼로리를 계산할 필요가 없다. 그 기본 지침이 너무나 간단하기 때문이다. 모든 살코기, 가금류, 생선, 해산물, 과일(말린 과일 제외), 채소(전분질 덩이줄기 제외, 주로 감자류)를 마음껏 먹을 수 있다. 구석기 다이어트의 주식은 양질의 저지방 단백질이므로 끼니마다 살코기, 생선, 해산물을 먹는 것에 죄책감을 느낄 필요는 없다. 이는 또한 저당지수의 과일과 채소를 양껏 먹는 것과 함께해야 할 일이다.

당신은 수천 사례의 임상 영양 시험, 그리고 (가장 중요한) 250만 년 동안의 진화 경험을 통해 입증된 다양하고 풍요로운 식생활을 막 시작하려는 참이다. 그렇다면 보답으로 돌아올 것은 무엇일까? 이 장에서 설명하는 간단한 영양 지침, 그리고 별책에서 자세히 소개한 구미당기는 식단과 쉬운 요리법을 따른다면 당신은 심장병, 암, 당뇨병, 다른 만성 질환과는 멀리 지낼 수 있으며 날씬하면서도 활력이 넘칠 것이다. 무엇보다 대부분의 다이어트와는 달리 배고픔을 느끼지 않을 것이다. 구석기 다이어트야말로 당신의 유전자에 들어맞는 유일하고 건강한 다이어트이기 때문이다.

슈퍼마켓에서 사거나 뜰에서 기를 수 있는 식품으로 구석기인들의 식단을 모방함으로써 당신은 우리의 유전적 유산인 건강 효과—비만 해방, 활력, 건강—를 누릴 수 있다.

물론 고대 조상들의 식생활을 똑같이 따라 하기란 불가능하다. 그들이 먹었던 식품들 중 많은 것이 매머드처럼 더 이상 존재하지 않거나 판매하지 않거나 현대인의 입맛과 문화적 전통에 맞지 않는다. 하지만 구석기 다이어트의 이익은 일상의 평범한 음식에서도 다양하고 쉽게 얻을 수 있다.

유연성 있는 구석기 다이어트

평생의 습관을 바꾸기란 쉽지 않으며 하루아침에 그렇게 할 필요도 없다. 그러니 구석기 다이어트의 세 단계를 따라하면서 차츰 바꾸어 나가면 된다. 이 세 단계는 당신이 이따금 하는 일이 대부분의 시간에 하는 일에 해롭지 않다는 개념에 바탕을 두고 있다. 그러면 식단을 어겨도 된다는 의미일까? 때로는 그렇다. 이따금 어기고 탈선하는 것이 나머지 시간 구석기 다이어트를 지켜 나가는 데 도움이 될 수 있다. 그렇다고 구석기 다이어트의 체중 감량과 건강 증진 효과가 멀리 달아나거나 사라지지는 않는다.

착한 음식 충분히 먹기

앞에서도 말했듯이 단 하나의 구석기 식단은 없다. 고대 조상들은 그들이 사는 곳의 환경을 최대한 이용했다. 예를 들어 이누이트족은 에너지의 적어도 97%를 동물성 식품에서 얻는 식단으로 병 없는 건강한 삶을 누릴 수 있었다. 반면 하루 칼로리의 65%를 식물성 식품(주로 몽공고 나무 견과)에서 얻는 아프리카 부시맨 같은 집단도 있었다. 하지만 구석기인들 대부분은 동물성 식품이 보통 하루 칼로리 섭취량의 55~60%를 차지했다.

구석기 다이어트에서는 칼로리의 절반이 넘는 양을 살코기, 내장육, 어패류, 가금류에서, 나머지를 식물성 식품에서 얻어야 한다. 이제 당신이 무한정 먹을 수 있는 훌륭하고 다양한 식품을 살펴보자.

육류

여기의 핵심어는 '제지방 lean'이다. 많은 사람들은 이 식단에 붉은 고기(소고기, 돼지고기)와 내장육, 야생 동물 고기는 물론 닭고기와 생선까지도 포함된다는 데 놀란다. 그 이유는 무엇일까? 구석기 다이어트는 무지방 식단이 아니라 나쁜 지방이 없는 식단이기 때문이다. 살코기라면 마음껏 먹을 수 있다. 구석기 다이어트에서 먹을 수 있는 육류는 상당히 풍부하다. 사람들이 구석기 다이어트를 시작하면서 보이는 흔한 반응은 이렇다.

"그동안 내 식성은 너무 틀에 박혀 있었어. 이제부터는 진짜 온갖 고기를 먹어 봐야지. 예전에는 먹어 볼 생각도, 들어본 적도 없는 고기를 말이야."

단백질과 칼로리를 충분히 섭취하려면 거의 끼니마다 동물성 식품을 먹어야 한다. 물론 동물성 식품만을 먹을 수는 없으니 과일과 야채도 먹어야 한다. 고단백의 살코기와 해산물이 칼로리의 주요 공급원이 되면 구토와 설사를 하고 쇠약해져 병이 든다. 몸이 지방이나 탄수화물 없이 이런 많은 단백질을 처리할 수 없기 때문이다. 언급했듯이 겨울철에 사냥한 지방분이 고갈된 고기를 먹을 수밖에 없던 초기 북극 탐험가, 사냥꾼, 개척자들은 급속히 '토끼 기아'나 단백질 독성의 증세를 보였다.

애틀랜타 에모리 대학의 대니얼 러드먼 박사의 실험에서 판명되었듯이, 문제는 간이 과도한 단백질로 생기는 니트로겐을 효과적으로 제거할 수 없다는 것이다. 성인의 단백질 섭취 상한치는 하루에 200~300g

육류와 어류의 단백질과 지방 함량

먹을 수 있는 육류/해산물	단백질	지방	먹지 말아야 할 육류	단백질	지방
껍질 없는 칠면조 가슴살	94%	5%	기름진 돼지 갈빗살	49%	51%
삶은 새우	90%	10%	기름기 없는 양 갈빗살	49%	51%
오렌지 러피(생선)	90%	10%	돼지 어깨살 로스트	45%	55%
대구	90%	10%	돼지 뒷다리살 런천 미트	39%	54%
바다가재 구이	89%	5%	티본(소 허리고기) 스테이크	36%	64%
붉돔	87%	13%	닭다리	36%	63%
던저네스 크랩	86%	10%	간 소고기(지방 15%)	35%	63%
알래스카산 킹크랩 다리	85%	15%	계란	34%	62%
버펄로 로스트	84%	16%	양 어깨살 로스트	32%	68%
고등어구이	82%	18%	돼지갈비	27%	73%
사슴고기 로스트	81%	19%	소갈비	26%	74%
넙치구이	80%	20%	기름진 양 갈빗살	25%	75%
송아지 췌장	77%	23%	말린 살라미	23%	75%
대합찜	73%	12%	돼지고기 소시지	22%	77%
돼지고기 안심(기름기 없는)	72%	28%	베이컨	21%	78%
소 염통	69%	30%	간 소시지	18%	79%
참치구이	68%	32%	볼로냐소시지	15%	81%
송아지고기 스테이크	68%	32%	핫도그	14%	83%
소고기 등심 스테이크	65%	35%			
닭 간	65%	32%			
껍질 없는 닭가슴살	63%	37%			
소 간	63%	28%			

03 구석기 다이어트 프로그램

기름기 없는 소 옆구리살 스테이크	62%	38%
연어 구이	62%	38%
기름기 없는 돼지 갈빗살	62%	38%
홍합	58%	24%

으로, 하루 칼로리 섭취량의 30~40% 정도이다.

한편 기름진 고기를 너무 많이 먹으면 고단백질을 섭취해 얻는 건강 효과를 전부 잃을 수 있다. 구석기인들이 기름진 고기를 항상 먹을 수는 없었으니 다행이었다. 그 당시에는 스테이크 요리가 되는, 곡물을 먹인 살찐 동물 따위는 존재하지 않았다. 야생의 고기는 칼로리의 15~20%를 지방으로 함유하고 있다. 눈에 보이는 지방을 전부 발라낸 소고기는 이보다 2배 이상의 지방(35~40%의 지방)을 함유하고 있다. 고기의 기름진 특정 부위는 65~80%의 지방을 함유하고 있다.

햄버거, 티본스테이크, 핫도그 같은 흔히 먹는 기름진 고기는 총 지방 함량이 생선과 야생 고기보다 많으며 지방의 유형 또한 완전히 다르다. 시판되는 소고기는 주로 옥수수 등으로 비육장에서 살찌운 육우로 이로운 오메가-3 지방산이 적고 해로운 오메가-6 지방산이 많다. 잘못된 만남 아니 비율이다. 현대인의 평균 식단은 오메가-6 지방산이 높은데, 이는 여러 가지로 심장병의 발병을 촉진할 수 있다. 구석기 다이어트의 육류, 생선, 해산물은 저지방 고단백이며 오메가-3와 오메가-6를 균형 있게 함유하고 있다.

계란은 어떨까? 계란은 비교적 고지방 식품(지방 62%, 단백질 34%)이다. 계란을 많이 먹으면 체중이 증가하고 혈중 콜레스테롤 수치도 상승할 수 있다. 구석기인들이 발견했을 때마다 야생의 새알을 먹었을 것은 의심할 여지가 없다. 하지만 자주는 아니었다. 야생의 새알은 계절 음식이기 때문에 매일 먹지는 못했을 것이다. 또한 야생의 새알은 영양 면에서 사육되는 닭의 달걀과 다르다. 이로운 오메가-3 지방산이 많고 특정 포화 지방은 적다. 따라서 달걀을 구입할 때는 오메가-3 지방산을 강화한 것이 더 좋다.

구석기 다이어트의 고단백은 체중 감량의 핵심이다. 단백질은 신진대사를 촉진하는 동시에 배고픔을 무디게 해주어 더 빨리 체중이 감소하도록 돕는다. 한편 저지방 단백질은 혈중 지질과 콜레스테롤 수치를 개선하는데, 이는 웨스턴 온타리오 대학의 버나드 울프 박사의 연구로 입증되었다. 저지방 단백질은 혈당의 변동을 막고 고혈압, 심장마비, 심장병, 특정 암의 발병 위험을 낮춘다.

아침 식사로 연어는 어떨까? 아침으로 연어는 다소 낯설어 보이는 구석기 다이어트라고 할 수 있겠다. 요즘의 아침 식사는 보통 곡물 식품(베이글, 스위트 롤, 버터 바른 빵, 우유를 넣은 시리얼, 오트밀), 커피나 과일 주스, 과일 한 조각으로 구성된 고탄수화물 식단이다. 아니면 베이컨,

소시지, 햄, 계란, 오믈렛 같이 '허기를 확실히 채워주는' 고지방 식단이다.

사실 연어 스테이크와 닭가슴살은 아침 식사로 자주 오르지 않지만 구석기인들은 전날 사냥한 동물의 '남은 고기'(고단백, 저탄수화물, 저지방)를 아침으로 먹었다. 아침 식사로 식은 연어 스테이크나 게(어제 저녁 식사 후 남은 음식), 과일 등을 즐겨 보라. 생선이나 고기도 아침 식사로 시도해 보라. 당신은 더 날씬해지고 더 활기차게 하루를 시작하게 될 것이다.

어떻게 먹어야 할까?

다음은 구석기 다이어트에서 먹는 음식이다. 가축 고기부터 설명해 보자. 고기는 아침, 점심, 저녁으로 원하는 만큼 먹어라. 육류는 기름을 많이 첨가하지 말고 간단하게 조리하라. 석쇠나 오븐에 굽거나, 살짝 볶거나, 익힌 후 과도한 지방을 걷어 내거나, 올리브유를 약간 넣고 센 불에 볶는 것이 좋다. 단 절대 기름에 튀기지 마라.

살코기

◎ 소 살코기(눈에 보이는 지방을 발라냄)

- 옆구리살 스테이크
- 윗등심 스테이크

- 저지방 햄버거(7% 이하로 지방분을 없앰)
- 런던 브로일(소의 옆구리 또는 우둔을 얇게 썰어 구운 스테이크)
- 목살 스테이크
- 송아지 살코기
- 다른 살코기 부위

◎ **돼지 살코기(눈에 보이는 지방을 발라냄)**

- 허릿살
- 갈빗살
- 다른 살코기 부위

◎ **가금류 살코기(껍질을 벗겨낸 흰 고기)**

- 닭가슴살
- 칠면조 가슴살

◎ **알류(1주일에 6개로 제한)**

- 달걀(오메가-3 지방산을 강화한 것)
- 오리알
- 거위알

◎ 다른 육류

- 토끼고기(모든 부위)
- 염소고기(모든 부위)

◎ 내장육

- 소, 양, 돼지, 닭의 간
- 소, 양, 돼지의 혀
- 소, 양, 돼지의 골수
- 송아지, 새끼 양, 새끼 돼지의 췌장

다음은 외국에서 구할 수 있는 음식이다. 직접 사냥하거나 온라인 또는 택배로 구입할 수 있다. 야생 고기의 공급 업체는 책 뒤에 있는 참고자료를 참조하라.

◎ 야생 동물 고기

- 악어
- 곰
- 들소
- 카리부(북미산 순록)
- 엘크
- 타조
- 꿩
- 메추라기
- 방울뱀
- 순록

구석기 다이어트

- 에뮤(호주)
- 거위
- 캥거루
- 머스코비 오리(남미)
- 뉴질랜드 세베나 사슴
- 새끼 비둘기
- 거북
- 사슴
- 멧돼지
- 야생 칠면조

◎ **어류**

- 농어
- 대구
- 민어
- 장어
- 넙치
- 송어
- 숭어
- 고등어
- 아귀
- 연어
- 붉돔
- 뽈락
- 상어
- 개복치
- 청어
- 참치
- 가자미
- 그 밖의 시판되는 생선

◎ **조개류와 갑각류**

- 전복
- 대합
- 홍합
- 굴

- 게
- 가재/바다가재
- 가리비
- 새우

과일과 채소

　과일과 채소에서 하루 칼로리의 50%를 얻기란 쉽지 않다. 과일과 샐러드 채소의 칼로리 밀도가 낮기 때문이다. 2,200kcal 식단에서는 하루에 과일과 채소를 2.3kg 이상 먹어야 한다. 사실 이렇게 많은 식물성 식품을 먹는다는 게 내키지도 않거니와 생리적으로도 먹을 수 없다. 장에서 받아들일 수 있는 섬유소의 양은 한계가 있기 때문이다.

　다행히 아보카도, 견과류, 씨앗류, 올리브유 같은 식물성 식품은 건강에 좋은 지방이 풍부하다. 이런 식품을 적절히 먹으면 균형 잡힌 식단에 필요한 칼로리를 얻는 데 도움이 될 것이다.

　심한 과체중이나 비만이 아니라면 과일과 채소를 많이 먹는 것을 걱정하지 않아도 된다. 대사증후군의 징후나 증상이 있는 사람만 과일 섭취를 제한할 필요가 있다. 비만 환자나 대사증후군 환자는 포도, 바나나, 버찌, 망고 같은 고당도 과일의 섭취를 제한해야 한다. 딸기류와 멜론 같은 저당도 과일은 괜찮다(http://thepaleodiet.com에서 저당도 과일의 목록을 참조하라).

　견과류는 칼로리가 풍부하다. 체중 감량 중이라면 하루에 견과류를 110g 정도로 제한해야 한다. 호두를 제외하고 거의 모든 견과류는 오메가-6 지방산이 많다. 그래서 과도하게 먹으면 오메가-6와 오메가-3의 비율이 불균형해질 수 있다.

완전한 건강을 위해서 끼니마다 적절한 양의 견과류, 씨앗류, 아보카도, 건강에 좋은 기름(아마씨유와 올리브유)과 함께 과일과 채소를 먹어야 한다. 그렇다고 채소라고 해서 다 좋은 것은 아니다. 감자류 같은 고탄수화물 전분질 덩이줄기 채소는 구석기 다이어트에서 금지된다. 또한 말린 과일은 소량만 먹어야 한다. 너무 많이 먹으면 고당부하(혈당 수치의 급격한 증가)를 초래할 수 있기 때문이다. 허기를 자주 느낀다면 고단백 저지방 식품으로 시작하라. 식욕을 감퇴시키고 신진대사를 촉진하여 저장된 지방을 연소시키는 데 제지방 단백질이 가장 효과적인 영양소임을 명심하라.

◎ **과일류**

- 사과
- 살구
- 아보카도
- 바나나
- 블랙베리
- 블루베리
- 크랜베리
- 리치
- 망고
- 오렌지
- 파파야
- 복숭아
- 스타 프루트
- 패션 프루트

- 라즈베리
- 체리
- 버찌
- 멜론
- 무화과
- 자몽
- 구아바
- 포도
- 키위
- 레몬, 라임
- 배
- 감
- 파인애플
- 자두
- 석류
- 딸기
- 귤
- 수박
- 기타 모든 과일

◎ **채소류**

- 아티초크
- 아스파라거스
- 비트 잎
- 비트
- 피망
- 브로콜리
- 방울양배추
- 양배추
- 버섯
- 겨잣잎
- 양파
- 파슬리
- 파스닙(설탕당근)
- 후추(모든 종류)
- 호박
- 쇠비름

- 당근
- 꽃양배추
- 셀러리
- 콜라드(케일의 일종)
- 오이
- 민들레
- 가지
- 상추
- 차이브
- 콜라비(양배추과의 채소)
- 해초
- 시금치
- 단호박
- 근대
- 토마토
- 순무
- 순무 잎
- 물냉이
- 케일

채소류에서 감자류 같은 전분질 덩이줄기 채소는 모두 제외한다. 완두콩과 깍지콩 같은 콩류는 구석기 식단에 거의 들어가지 않는다는 점을 명심하라.

견과류와 씨앗류

견과류는 단불포화 지방의 풍부한 공급원이다. 단불포화 지방은 콜레스테롤을 줄이고 심장병 위험을 낮추며, 유방암 같은 암의 위험을 줄일 수 있다. 단 견과류와 씨앗류는 농축된 지방 공급원이기 때문에, 과체중이라면 체중 감량을 늦출 가능성이 있다. 적극적으로 체중 감량을 시도하고 싶다면 견과류와 씨앗류를 하루에 110g 이상 먹어서는 안 된다. 신진대사가 향상되고 원하는 체중에 도달했다면 견과류, 특히 오메가-6 지방산과 오메가-3 지방산 비율이 좋은 호두를 더 많이 먹을 수 있다. (땅콩은 견과류가 아니라 콩류이기 때문에 다음 목록에 없다.)

- 아몬드
- 호두
- 캐슈너트
- 밤
- 개암
- 마카다미아
- 잣
- 피스타치오(무염)
- 호박씨
- 참깨
- 해바라기씨
- 피칸

함께 먹어도 좋은 식품

알코올도 곁들일 수 있다는 사실에 놀라는 사람이 많다. 구석기인이 알코올음료를 마셨는지를 보여 주는 증거는 없다. 지나친 알코올은 간을 손상시키고 건강을 해칠 뿐만 아니라 간혹 심각한 행동 장애와 사회 문제까지도 일으킨다. 하지만 당신이 이따금 맥주나 와인 한 잔을 즐기는 정도라면 굳이 그 즐거움을 포기할 필요는 없다. 실제로 수많은 과학 연구에서 적당한 알코올 섭취는 심장병과 다른 질환으로 인한 사망 위험을 크게 줄여 준다고 한다. 특히 저녁 식사 전 또는 도중에 마시는 와인 한 잔은 인슐린 감수성을 개선하고 식욕을 감퇴시키는 효과가 있으며 고기와 채소 요리와 곁들이면 그 맛을 더해 주는 무염의 식욕 촉진제이다. 단 당신이 자가면역 질환에 걸렸다면 술과 효모 함유 식품을 피해야 한다.

◎ **기름**
- 올리브유, 아보카도 기름, 호두 기름, 아마씨유(적당히 사용한다. 체중 감량이 제일 중요할 때는 하루에 4큰술 이하)

◎ **음료**
- 다이어트 탄산음료(아스파탐과 사카린 같은 인공 감미료를 함유하는 경우가 많으니 되도록 생수를 마시는 것이 좋다.)
- 커피
- 차
- 와인(110ml, 단 소금이 잔뜩 들어간 '조리용 와인'은 피할 것)
- 맥주(340ml)
- 증류주(110ml)

◎ **구석기 단 음식**
- 말린 과일(감량 중이라면 하루에 60g 이하)

- 견과류, 말린 과일과 생과일을 함께 먹는다(감량 중이라면 하루에 견과류 110g, 말린 과일 60g 이하)

먹지 말아야 할 음식

나는 계속해서 다음 범주의 음식이 왜 당신의 식단에 포함되어서는 안 되는지 설명했다. 그렇다고 갑자기 뚝 끊을 필요는 없다. 식단에서 점진적으로 줄여 나가면 된다. 벌꿀을 제외한 정제 설탕은 구석기시대에는 존재하지 않았다. 유제품과 소금도 존재하지 않았다. 거의 모든 가공식품은 다음의 서너 가지 혼합물이다. 설탕, 전분질 식품(밀, 감자, 옥수수, 쌀), 지방 또는 기름, 유제품, 소금, 조미료. 가공식품은 정제 곡물, 전분, 설탕으로 만드는 고당지수 식품으로 혈당 수치의 큰 변동을 일으킬 수 있다. 오늘날의 곡류 및 설탕 위주의 가공식품은 인슐린 대사에 좋지 않은 영향을 미치고 비만, 심장병, 당뇨병, 고혈압, 다른 만성 질환의 위험을 높인다.

이런 식품들이 구석기 다이어트에 포함되지 않는다고 해서 영원히 추방할 필요는 없지만 (사실 그럴 수도 없고) 최대한 그런 식품들을 피해야 한다.

◎ 유제품

- 유제품으로 만든 모든 가공식품
- 아이스크림, 빙과류

- 버터
- 치즈
- 크림
- 유제품 스프레드
- 요구르트
- 저지방 우유
- 탈지 크림
- 분유
- 전유
- 전유

◎ **곡물**

- 보리(보리 수프, 보리빵 등 보리로 만든 모든 가공식품)
- 옥수수(옥수수, 옥수수 또띠야, 콘칩, 옥수수 전분, 옥수수 시럽)
- 기장
- 귀리(빻은 귀리, 으깬 귀리 등 귀리로 만든 모든 가공식품)
- 쌀(현미, 백미, 쌀라면, 쌀국수, 떡, 쌀가루 등 쌀로 만든 모든 가공식품)
- 호밀(호밀빵, 호밀 크래커 등 호밀로 만든 모든 가공식품)
- 수수
- 밀(빵, 롤빵, 머핀, 국수, 크래커, 쿠키, 케이크, 도넛, 팬케이크, 와플, 파스타(스파게티, 라자냐), 또띠야, 피자, 피타 빵 등 밀이나 밀가루로 만든 모든 가공식품)
- 야생 쌀

◎ **유사 곡물 씨앗류**

* 메밀

- 아마란스 씨(비름과)
- 퀴노아(명아주의 일종)

◎ **콩류**

- 모든 콩류(팥, 검정콩, 누에콩, 강낭콩, 녹두, 깍지콩 등)
- 동부콩
- 땅콩(땅콩버터)
- 병아리콩
- 깍지완두
- 렌즈콩
- 대두, 두부를 비롯한 모든 콩 가공식품
- 완두콩

◎ **전분질 채소**

- 전분질 덩이줄기
- 고구마
- 카사바 뿌리
- 타피오카
- 마니옥(감자의 일종)
- 마
- 감자와 감자 가공식품

◎ **소금을 함유한 식품**

- 시판되는 모든 샐러드드레싱과 조미료
- 절인 식품
- 베이컨
- 돼지 껍데기
- 치즈
- 가공육

- 햄
- 소시지
- 핫도그
- 케첩
- 훈제한 생선과 고기, 말린 생선과 고기, 소금에 절인 생선과 고기
- 올리브
- (소금을 넣거나 소금물에 담갔다가 꺼낸) 거의 모든 통조림
- 살라미
- 소금을 넣은 향신료
- 소금으로 간한 견과류

◎ **기름진 육류**

- 베이컨
- 햄
- 볼로냐소시지
- 아침 식사용 소시지
- 닭 껍질과 칠면조 껍질
- 닭 날개
- 기름진 양 갈빗살
- 기름진 돼지 갈빗살
- 페퍼로니
- 살라미 소시지
- 돼지고기 통조림

◎ **청량음료와 과일 주스**

- 설탕이 들어간 모든 청량음료
- 캔 과즙 음료, 병 과즙 음료,
- 갓 짠 과즙(생과일의 섬유소가 부족하고 혈당지수가 훨씬 높다)

◎ **단 음식**
- 캔디
- 감미료
- 설탕

보다시피 구석기 다이어트에는 잘 먹을 수 있는 진짜 식품이 무한하다. 그러니 절대 지루함이나 의욕 저하를 느끼지 않을 것이다. 상상력을 발휘해서 이 맛있는 음식들을 두루 즐겨 보라.

구석기 다이어트
사용 설명서

다이어트 준비?

구석기 다이어트를 실천하기 위해 특정 음식을 구입하거나 준비할 필요는 없다. 필요한 모든 것은 지역의 슈퍼마켓—건강식품 코너가 있다면—에 있다. 마땅한 가게가 없어도 괜찮다. 기본 재료로 직접 만들 수 있기 때문이다. 원한다면 특제 기름과 야생 동물 고기를 택배로 주문할 수 있다.

살코기 구하기 구석기 다이어트의 주식은 기름기 없는 동물성 식품이다. 되도록이면 가장 지방이 적은 고기 부위를 고르라.

소고기 되도록 '방목한' 소고기를 구해 먹도록 하자. 곡물(옥수수) 사료를 먹인 소고기와는 비교가 안 된다. 지방이 적어서 오메가-6 지방산과 오메가-3 지방산의 비율도 낮기 때문이다. 그러나 '친환경 소고기natural beef'라는 말이 그 소를 곡물로 살찌우지 않았다고 또는 항생제를 잔뜩 먹이지 않았다고 보장하지는 않는다(정육점에 문의해 보라).

가금류 '방사' 닭은 육용계보다 훨씬 낫다. 방목 소처럼 지방이 적기 때문이다. 여기서도 자연 사료(곤충, 벌레, 야생 식물)를 먹고 자란 닭이 건강에 좋은 오메가-6 지방산과 오메가-3 지방산 비율의 균형을 보장한다. 방사 닭은 고급 식품점과 건강식품 슈퍼마켓에서 구입할 수 있다.

칠면조 칠면조 가슴살은 지방질이 적은 고기 가운데 가장 좋고도 값싼 고기로 대부분의 야생 고기보다 지방이 적다. 지방질이 적은 가축 고기는 요리하기 전에 올리브유를 바르면 맛을 더하고 육질의 촉촉함을 유지할 수 있다.

돼지고기 일부 돼지고기는 닭고기보다 지방이 적다. 예를 들어 돼지 안심 살코기는 껍질 없는 닭가슴살의 지방 37%에 비해 28%의 지방을 함유하고 있다. 방사 닭과 비슷하게 자연에서 키운 돼지도 지방이 적다.

다른 선택 그렇다면 내장육은 어떨까? 내장육에는 지방이 많다고 오해하는 사람들이 많다. 내장육은 지방이 적고 비타민, 미네랄, 오메가-3 지방산이 풍부하다. 골수(사골)는 미국보다는 아시아와 유럽에서 즐기는 별미 음식이다. 골수의 80%가 지방이기는 하지만 그 75%는 단불포화 지방으로 콜레스테롤을 증가시키지 않는 좋은 지방이다.

양고기는 풀을 먹여 키운 방목 고기를 구할 수 있다면 그렇게 하라. 호주와 뉴질랜드에서 생산하는 양은 곡물을 먹여 키우는 미국의 양에 비해 지방질이 적고 오메가-3 지방산을 더 많이 함유하고 있다. 지방질이 적은, 풀을 먹여 키운 고기가 당신을 위한 진짜 음식이자 평생의 영양 계획을 세우는 핵심 음식임을 명심하라.

자연에서 풀을 먹여 키운 고기를 소개하는 사이트로 조 로빈슨의 잇와일드(www.eatwild.com)를 소개한다. 조의 웹사이트는 풀을 먹여 키운 친환경 고기의 믿을 만한 공급업자를 찾는 데 유용한 정보의 보고다. 잇와일드는 미국과 캐나다에서 풀을 먹여 키운 고기의 가장 포괄적인 정보원으로 방목 농장 1,300여 군데를 자세히 소개하고 있다.

오메가-3가 풍부한 야생 동물 고기

전문 공급업체에서 구입할 수 있는 야생 고기는 진짜 야생이라기보다는 목장이나 농장, 산에서 자란 것들이다. 그런 동물들은 담장 없는 대규모 초원에서(방목 환경에서) 자유롭게 풀을 먹고 자란다. 야생에서 자란 동물과 마찬가지로 이런 방목 동물 고기도 지방이 매우 적고 오메가-6와 오메가-3가 균형 있게 포함되어 있다.

슈퍼마켓, 또는 고급 식품점이나 건강식품 전문점에서 들소 고기나 토끼 고기를 구할 수 있다. 전문 정육점에서는 더 이국적이고 다양한 고기를 구할 수 있다. 지역의 정육점에서도 야생 동물 고기를 주문할 수 있겠지만 다소 비싸다. 게다가 지방질이 적은 다른 고기와 마찬가지로 야생 동물 고기도 조직이 손상되기 쉬워서 요리하기가 약간 까다롭다.

고기에 올리브유를 듬뿍 바르고 익히면서 육즙을 바르면 된다. 야생 동물 고기를 그릴에 구우려면 올리브유나 양념을 자주 발라 주면서 구우면 연한 육질을 즐길 수 있다. 질기지 않게 삶으려면 뚜껑 있는 냄비에 물을 약간 붓고 약한 불로 익히면 된다.

야생 동물 고기를 먹어 본 적이 없다면 당신은 크게 놀랄지도 모른다. 들소와 엘크 같은 야생 고기는 소고기와 비슷하면서 더 달고 풍미가 좋다. 영양이나 뇌조 고기는 특유의 자극적인 맛, '약간 부패한 듯한' 맛이 날 수 있다. 이런 맛은 사실 좋은 것이다. 동물이 여러 가지 야생 식물을 먹어 고기 속에 오메가-3 지방산이 많아서 그런 맛을 내는데 몸에는 더 좋다. 야생 고기의 독특한 풍미에 거부감이 있다면 하룻밤 양념장(마리네이드)에 재워 감쪽같이 없앨 수 있다.

1순위 필수 음식 : 생선과 해산물

생선과 해산물은 인류의 원래 주식인 기름기 없는 사냥 고기와 영양 면에서 매우 비슷하다. 생선과 해산물은 고단백에 총 지방이 적고 오메가-3 지방산이 많다. 여러 과학적 연구를 통해 정기적으로 생선을 먹으면 나쁜 LDL 콜레스테롤과 중성지방이 감소하는 동시에 좋은 HDL 콜레스테롤이 증가한다고 밝혀졌다.

생선의 오메가-3 지방산은 '부정맥'(불규칙적이고 제어되지 않는) 심박동에서 심장을 보호한다. 생선은 분명히 몸에 좋다. 생선은 심장마비, 뇌졸중, 제2형 당뇨병의 위험을 낮추기 때문이다. 정기적으로 생선과 해산물을 먹으면 미국인의 사망 원인 제1위인 심장병과는 거리가 멀어질 것이다.

딱 하나 부정적인 면이 있는데, 그것은 생선과 해산물과는 전혀 무관하고 오히려 우리의 환경과 관계있다. 생선과 해산물은 흔히 중금속, 특히 수은에 오염되기 쉽다. DDT나 디엘드린 같은 살충제와 폴리염화비닐PVC, 염화비닐수지에도 오염된다. 물고기가 사는 바다, 강, 호수, 개울에 이런 잠재적으로 해로운 화학물질이 버려지는데 독성 물질은 물속에 퇴적되었다가 해초에 흡수된다. 그러면 먹이사슬의 아래에 위치한 작은 물고기들이 해초를 먹는다. 그렇게 먹이사슬을 따라 위로 올라갈수록 오래 사는 물고기, 포식 어류, 기름기 많은 물고기에 중금속과 지용성 살충제 등이 더 많이 축적될 수 있다.

수은은 연료 연소의 부산물로, 가정의 쓰레기와 산업 폐기물이 하천 등에 흘러 들어갈 때 특히 위험하다. 물속의 세균은 수은을 독성 화합물인 메틸수은으로 바꾸고 이 메틸수은에 오염된 생선을 먹으면 수은 중독을 일으켜 뇌와 신경계가 손상될 수 있다. 다행히 평생 우리가 생선에서 흡수하는 수은의 양은 매우 미미하다. 그리고 1주일에 서너 번 생선을 먹어 축적될 수 있는 수은의 양은 산업적 또는 직업적 노출로 흡수될 수 있는 수은의 양에 비하면 매우 적은 양이다.

건강한 사람이 자주 생선을 먹는다고 해서 뇌나 신경계 기능이 손상될 위험은 거의 없다. 임산부나 어린아이도 안전하다고 뉴욕의 로체스터 의치과 대학의 필립 데이비드슨과 연구진이 수행한 연구에서 드러났다. 〈미국 의학협회 저널 Journal of the American Medicine〉에 발표된 그들의 연구 결과는 인도양의 섬나라인 세이셸 공화국에서 9년간의 연구 끝에 나왔다. 세이셸 사람들은 1주일에 10번 이상 생선을 먹는데, 수은 수치가 미국인보다 10배나 높다. 그런데도 수은 수치가 평균 미국인의 20배에 달하는 아동들의 신경계와 행동에 해로운 영향은 보이지 않았다.

우리가 오염된 세상에서 살아가며 다양한 독성 화합물에 노출되고 있다는 것은 걱정되는 사실이다. 그러나 건강에 직접적인 위험은 환경오염보다는 심장병, 당뇨병, 비만, 뇌졸중, 대사증후군 관련 질환이다. 생선을 먹으면 이런 질병들뿐 아니라 암을 포함하는 모든 원인을 예방

구석기 다이어트

할 수 있다. 생선은 오메가-3 지방산의 가장 좋은 공급원이기 때문에, (국립보건연구소의 조지프 히벨른 박사가 밝혔듯이) 기분을 좋게 하고 우울증을 예방하는 데도 도움이 된다. 그러니 생선은 당신의 건강을 위한 1순위 필수 음식이다.

물론 생선과 해산물을 구입할 때는 신중해야 한다. 다음은 오염된 생선을 먹을 위험을 최소화할 수 있는 몇 가지 요령이다.

- 호수나 강, 특히 5대호나 산업화로 오염된 다른 지역에서 잡은 민물고기를 피하라.
- 태평양이나 알래스카 같은 깨끗한 청정수역에서 잡은 물고기를 고르라.
- 도다리, 청어, 정어리, 가자미, 대구, 메기, 넙치, 조개 같은 포식성이 아닌 작은 어패류를 주로 먹어라.
- 황새치, 상어, 참치 같은 큰 생선은 조금만 먹어라. 장수하는 이런 포식 어류는 수은을 더 많이 축적하고 있기 때문이다.

생선을 구입하기 전에

환경오염의 가능성이 생선과 해산물을 먹을 때 걱정해야 할 문제는 아니다. 더 큰 문제는 생선의 신선도. 부적절한 취급과 높은 기온은 생선이 세균에 오염되어 최종 판매지로 운송되는 도중에 부패될 가능성을 높인다. 생선은 잡히자마자 신선도가 떨어지기 시작한다. 대부분의 생선은 일단 물에서 나오면 유통기한이 7~12일인데 간혹 5~6일 정도 배에 보관될 때도 있다. 가공업자/도매업자를 거쳐 시장까지 오는 데 하루나 이틀이 더 소요될 수 있다. 게다가 팔리기 전까지 소매업소의 진열대에 며칠 더 머물 수 있다. 기온이 높은 상태에서 운송되었다면 생선이 훨씬 빨리 부패할 것이다. 세균이 부패의 주범이지만, 생선 조직의 효소와 대기 중의 산소도 부패를 일으킬 수 있다. 상한 생선은 자극적 경고—'트리메틸아민'이라 부르는 화합물—를 발해서 특유의 비린내를 풍긴다.

싱싱한 생선은 냄새가 거의 없다. 생선에 냄새가 난다면 부패가 이미 시작되었다는 신호다. 그러니 비린내가 나는 생선은 피하라. 다음의 팁을 참고하라.

- 생선을 살 때는 먼저 냄새를 맡아보고 아가미를 살펴본다. 아가미가 선홍색이고 촉촉해야 싱싱한 것이고 아가미가 갈색이고 뒤얽혀 있다면 오래된 생선이다.
- 쇼핑의 마지막에 생선을 구입한다. 식품점에 오래 머문다면 먼저 생선을 사지 마라. 먼저 구입하게 되면 다른 것들을 사는 동안 상온의 카트에 방치되는 셈이다. 집으로 돌아오는 즉시 생선 포장 상태 그대로 냉장실에 보관한다. 생선 구입 후 하루를 넘기지 말고 먹는 것

이 좋다.
- 세균 오염을 막기 위해 생선을 찬물에 씻은 다음 완전히 익힌다. 날 생선에는 세균과 기생충이 서식하지만 생선을 완전히 익히면 감염 위험성을 최소화할 수 있다.
- 위의 이유로 어떤 종류든 날 생선(회)을 먹는 것은 피하라.
- 구입한 지 하루나 이틀 안에 생선을 먹을 수 없다면 냉동하라. 완전히 냉동하면 세균 증식이 멈춘다. 하지만 생선을 해동하면 부패 과정이 시작된다.
- '사전 냉동' 표시가 붙은 생선을 구입할 때는 주의하라. 팔리지 않고 유통기한이 지나자 소매업자가 냉동했다가 빨리 팔아치우기 위해 다시 해동한, 한때 싱싱했던 생선일 수 있기 때문이다.
- 생선에 밝은 색의 솜 같은 반점이나 얼음 결정이 있는지 살펴보라. 냉동 생선을 해동했다가 다시 냉동할 때 생기는 '동결 변색'이 나타난 것으로 사지 않는 것이 좋다. 최고급 냉동 생선은 바다에서 잡히자마자 배에서 급속 냉동된다. 이런 생선에는 흔히 '선상 냉동frozen at sea'이라는 표시가 있다.

양식 물고기의 장단점

연어, 송어, 메기, 틸라피아, 잉어, 장어, 새우, 가재를 포함한 다양한 생선, 갑각류, 조개류가 가두리양식 장치가 된 연못이나 바다에서 생산

되는데, 콩과 곡물 위주의 사료를 먹고 자란다. 이는 마치 비육장에서 소를 키우는 상황과 비슷하다. 과학 연구를 통해 양식 물고기는 자연산에 비해 오메가-3 지방산이 적다는 것이 밝혀졌다.

양식 물고기는 보통 자연산보다 저렴하다. 미국에서 팔리는 송어는 대부분 양식한 것이다. 싱싱한 자연산 연어는 맛이 훌륭하지만 양식 연어는 맛이 떨어진다. 스스로 결정하라.

통조림 생선을 먹어야 한다면

통조림 참치는 미국인이 가장 좋아하는 생선이다. 하지만 통조림 제조 과정에서 수많은 문제가 발생하는데, 그중 하나는 신선도의 손실이다. 참치를 고온에서 익혀 소금, 식물유, 물이 들어간 캔에 넣고 밀봉한다. 통조림 제조 과정에서 싱싱한 참치에 들어 있는 비타민 A의 99%, 비타민 B1의 97%, 비타민 B2의 86%, 니아신의 45%, 비타민 B6의 59%가 제거된다. 또한 생선에 산화 콜레스테롤, 특히 동맥 내벽을 파괴하는 '25-하이드록시콜레스테롤'의 수치가 증가한다. 산화 콜레스테롤은 매우 파괴적이다. 심장병 이론을 시험하기 위해 실험동물에게 일상적으로 투여했더니 동맥 폐색이 가속화되었다. 죽상동맥경화증과 심장병의 동물 실험에서는 동맥 내벽의 조기 손상을 일으키는 데에 식이 콜레스테롤의 0.3%만이 산화 콜레스테롤 형태로 필요하다.

참치 통조림에 오메가-6 지방산이 많은 식물유나 소금물이 가득 채워지면서 왕년의 건강식품은 완전히 망가져 버렸다. 되도록 생선 통조림 대신 날 생선이나 냉동 생선을 선택하라. 굳이 참치 통조림을 먹겠다면 물만 들어 있거나(무염) 올리브유가 들어 있는 종류를 선택하라(물을 채운 얕은 팬에 참치를 담갔다가 체에 넣어 흐르는 물에 씻어내면 소금기를 제거할 수 있다).

강화 계란, 방사 닭의 달걀

알은 건강에 좋은 식품이다. 구석기인들도 구할 수 있을 때마다 알을 먹었다. 최근의 연구에서, 하루에 알 한 개를 먹는 것은 혈중 콜레스테롤 수치에 별다른 영향을 미치지 않고 심장병 위험을 높이지 않는 것으로 밝혀졌다. 그러니 가끔 아침 식사로 계란을 즐기면서 죄책감을 느낄 필요는 없다.

더 반가운 소식이 있다. 조상들이 먹었던 야생 새알처럼 오메가-3 지방산이 많은 계란을 살 수 있다는 것이다. 이런 강화 계란(닭이 오메가-3를 강화한 모이를 먹고 낳은 달걀)은 영양적으로 뛰어날 뿐만 아니라 구입하기도 쉽다.

알은 식이 콜레스테롤의 가장 풍부한 공급원이기 때문에 조리 방법에 따라 산화 콜레스테롤(동맥 내벽의 세포를 손상시키고 죽상동맥경화증과 심장병의 발병 위험을 높일 수 있는) 수치에 영향을 미친다. 계란 프라이 같은 고열 조리는 삶기나 굽기 같은 느린 조리법보다 산화 콜레스테롤을 더 많이 생성시킨다. 조리법을 선택할 때 계란 프라이는 피하라.

최근의 한 연구에 따르면, 방사 닭의 계란은 가두어 키우는 닭의 계란에 비해 콜레스테롤이 1/3, 포화 지방이 1/4 수준이며, 비타민 A가 2/3배, 오메가-3 지방산이 2배, 비타민 E가 3배, 베타카로틴이 7배나 더 많은 것으로 나타났다. 풀을 먹이는 방목 소처럼 방사 닭이 낳는 달걀은 공장 생산 계란보다 영양가가 더 풍부하다.

안전한 과일과 채소

구석기 다이어트를 시작하기 위한 준비 작업이 있다. 바로 많은 양의 과일과 채소를 보관해야 한다는 점이다. 신선도를 오래 유지하려면 과일과 채소를 비닐봉지에 넣어 냉장고에 넣어 두면 된다.

끊임없이 신선한 과일과 채소를 보충해야 하는 필요 때문에 당신은 즐거운 발품을 팔게 될 것이다. 사는 지역의 농산물 직거래 장터로 가 보라. 가장 신선하고 맛있고 저렴한 과일과 채소가 당신을 기다리고 있을 것이다. 어쩌면 가정에서 직접 채소를 길러 보겠다는 생각이 들지도 모른다. 처음 보는 이국의 과일과 채소도 사게 될지 모른다. 짜고 단 식품과 전분질 식품을 점차 줄여 나가면 혀의 미뢰도 진짜 음식의 은은한 맛과 식감에 적응할 것이다.

일단 조리하기 전에 모든 농산물은 잘 씻어야 한다. 생선과 마찬가지로 과일과 채소에도 살충제, 중금속, 기타 오염 물질이 잔류하기 때문이다. 식품 의약국은 '총 식품 연구'라는 프로그램을 통해 40년 동안 미국에 공급되는 식품의 오염 수치를 모니터해 왔다. 1961년에 시작된 이 연구는 주기적으로 8개 대도시의 230여 가지 식품을 검사하여 먹는 식품에 어떤 성분이 얼마나 들어 있는지를 밝혀냈다. 이 연구에서는 살충제, 공업 약품, 중금속, 방사성 물질을 포함하여 모든 독성 오염 물질의 하루 평균 섭취량이 다행히 허용치보다 훨씬 낮다고 밝혔다. 물론 오염 물질의 하루 평균 섭취량이 제로라면 더 좋겠지만 우리의 식품이 오염으로부터 상당히 자유롭다는 것은 믿어도 된다. 물론 살충제 노출, 화학 비료, 기타 식품 안전 문제들이 걱정되어 비싸더라도 되도록 유기 농산물을 찾고 싶을 것이다.

중요한 점은 과일과 채소에는 항산화제, 비타민, 미네랄이 풍부해서 놀라운 질병 예방과 치유 효과를 지니고 있다는 사실이다. 과일과 채소 없이 우리는 살 수 없다. 과일과 채소는 우리 식단의 주역이 되어야 한다.

견과류와 씨앗류

견과류와 씨앗류는 구석기 다이어트의 좋은 부속 식품이지만, 지방이 많아 적당히 먹어야 한다. 기름진 식품—이로운 견과류와 씨앗류조차—을 너무 많이 먹으면 필수 식이지방의 균형이 급속하게 깨져서 체중 감량이 정상 궤도를 벗어날 수 있기 때문이다. 이 책에서 우리는 오메가-6 지방산과 오메가-3 지방산에 대해 줄기차게 이야기해 왔다. 오메가-6와 과도하게 섭취하면 몸에 좋지 않다. 오메가-3는 여러 방면의 건강을 증진시킬 수 있다. 오메가-3와 오메가-6의 이상적인 비율은 1:2에서 1:3이 되어야 한다. 그러나 현대인의 식단에서 그 비율은 10:1에서 15:1까지 벌어지는 불균형을 이룬다. 호두와 마카다미아를 제외한 모든 견과류와 씨앗류는 오메가-6와 오메가-3의 비율이 충격적으로 높다. 그런 이유로 견과류와 씨앗류는 적은 양만 먹어야 한다.

견과류는 단불포화 지방이 많고, 수많은 임상 시험에서 콜레스테롤을 낮추는 것으로 판명되었다. 그래서 적당량을 먹으면 좋은 효과를 볼 수 있다. 단 견과류의 높은 오메가-6 지방산 함량은 심장병에 취약하게 할 수 있다. 치명적인 심박동 이상을 예방하고 동맥 폐색을 막고 혈중 중성지방 수치를 감소시키고 프로스타글란딘과 류코트리엔(염증을 유발하는 호르몬 유사 물질)의 분비를 억제하는 것으로 알려진 오메가-3 지방산을 몰아내기 때문이다. 오메가-3 지방산은 관절염과 염증성 장질환을 비롯한 많은 염증성 질환과 자가면역 질환의 증상을 완화시키는 것으로 알려졌다.

땅콩은 금지다. 앞서 말했듯이 땅콩은 견과류가 아니라 콩류이고 콩류는 렉틴을 비롯한 반영양소들을 함유하고 있다. 이런 반영양소는 자가면역 장애를 가진 사람에게 역효과를 낼 수 있다.

상당수의 사람들이 견과류 알레르기를 가지고 있다. 특히 잣은 일부 사람들에게 문제를 일으킬 수 있다. 구석기 다이어트를 시작할 때 몸의 반응에 주의를 기울여 당신의 체질에 필요한 식단을 선정하고 조정하라. 견과류와 씨앗류가 고대 조상들의 식단에 포함된 것은 분명하지만 주식은 아니었다.

견과류를 구입할 때는 이 점을 주의하라.

견과류와 씨앗류의 오메가-6 지방산과 오메가-3 지방산 구성비

견과류와 씨앗류	오메가-6 지방산과 오메가-3 지방산의 구성비
호두	4.2:1
마카다미아	6.3:1
피칸	20.9:1
잣	31.6:1
캐슈너트	47.6:1
피스타치오	51.9:1
개암	90.0:1
호박씨	114.4:1
브라질 호두	377.9:1
해바라기씨	472.9:1
아몬드	매우 높음(오메가-3 지방산은 없음)
땅콩(견과류가 아니라 콩류임)	매우 높음(오메가-3 지방산은 없음)

- 소금이 들어가지 않은 날것의 견과류를 구입하도록 하라. 제철인 늦여름과 초가을에 슈퍼마켓에서 자연 상태로 구입할 수 있다.
- 견과류를 깨먹는 것이 싫다면 껍질을 제거하여 포장한 제품을 구입할 수 있다. 하지만 포장의 라벨을 주의 깊게 읽어 보라. 간혹 껍질을 제거한 견과류에 유통기한을 늘리려고 트랜스 지방이 함유된 기름을 입히기도 한다.
- 의심스럽거든 호두를 구입하자. 호두는 오메가-6 지방산과 오메가-3 지방산의 비율이 최적화되어 있어서 간식이나 다른 요리에 사용하는 것도 좋은 선택이다. 견과류는 많이 먹기보다 샐러드나 다른 요리에 곁들여 먹는 것을 권장한다.

기름의 모든 것

식물성 기름은 농경 이전 또는 수렵 채집인의 식단에 없었다. 생산 기술이 없었기 때문이다. 호두, 아몬드, 올리브, 참깨, 아마씨의 기름은 5000~6000년 전 사이에 압착법으로 처음 생산되었다. (아마씨유와 들기름은 오메가-3 지방산 비율이 높다.) 하지만 올리브유를 제외한 대부분의 초기 기름은 조명, 윤활, 의약 같은 조리 이외의 용도로 사용되었다.

식물성 기름이 서구 식단의 칼로리 양에 현저하게 영향을 미치기 시작한 것은 기술적으로 진보한 강철 압착기와 헥산 추출 공법이 등장한 20세기 초였다. 오늘날 식물성 기름은 조리, 샐러드 오일, 마가린, 쇼트닝, 가공식품에 사용되어 하루 총 열량의 17.6%를 공급한다. 1900년대 초에 시작된 식물성 기름의 엄청난 유입은 식이 오메가-6 지방산과 오메가-3 지방산의 비율을 현재의 10:1로 끌어올린 주범이다. 수렵 채집인의 식단에서 오메가-6 지방산과 오메가-3 지방산의 비율은 2:1에 가까웠다. 따라서 식물성 기름은 현대의 구석기 식단에서 매우 적은 비중을 차지해야 한다.

그럼에도 불구하고 왜 우리는 식단에서 식물성 기름을 모두 없애면 안 되는 것일까?

특정 기름은 조리에 그 외에는 조미료, 드레싱, 양념을 만들 때 맛을 더하는 데 사용될 수 있다. 단순히 말해서 건강을 증진하고 식단에서 좋은 지방의 균형을 이룰 수 있는 기름은 네 가지(아마씨유, 호두기름, 올리브유, 아보카도기름)가 있다. 수렵 채집인들은 야생 동물의 사체를 전부(혀, 눈, 뇌, 골수, 간, 생식샘, 창자, 콩팥 등) 먹고 기름기 많은 식물성 식품(견과류와 씨앗류)을 즐겼기 때문에 지방산의 불균형을 걱정할 필요가 없었다. 현대의 우리는 구하기 어려운 내장 대신에 살코기, 생선, 해산물을 건강에 좋은 기름, 견과류, 씨앗과 곁들여 먹는다면 지방산의 균형을 이룰 수 있다.

세 가지 식물성 기름만이 오메가-6와 오메가-3의 비율이 3 이하이다. 바로 아마씨유(0.24:1), 카놀라유(2.0:1), 겨자기름(2.6:1)이다. 《구석기 다이어트》의 초판에서는 겨자기름을 추천했지만 이제는 추천하지 않는다. 겨자기름에는 에루크산(긴 사슬 단불포화 지방산)이 41.2%나 들어 있기 때문이다. 실험동물에게 에루크산을 다량 투여하면 심장의 기능과 다른 기관들에 이상을 일으킨다.

이제 오메가-6 지방산의 다량 섭취와 무관한 식물성 기름은 두 가지, 카놀라유와 아마씨유가 남았다. 많은 역학 조사를 통해, 카놀라유와 아마씨유에 함유된 주요 지방산인 알파 리놀렌산의 과다 섭취가 전립선암의 발병 위험을 높이는 것으로 판명되었다. 하지만 역학 조사는 상반되는 결과로 악명이 높다. 한 가지 영양 개념을 뒷받침하는 6건의 연구에서 흔히 6가지의 정반대되는 결론을 발견할 수 있다. 바로 알파 리놀렌산과 아마씨유가 전립선암의 위험을 높인다는 연구가 그렇다. 가장 최근에 이루어진 일련의 역학 조사에서는 알파 리놀렌산을 섭취하면 전립선암의 위험이 높아진다는 것을 통계적으로 보여주지 못했다. 오히려 동물들에게 아마씨유를 먹인 실험에서는 아마씨유가 실제로 전립선암의 발병과 증식을 억제했다는 사실이다. 아마씨유를 전립선암의 촉진자로 보는 설은 역학적 증거에 기반을 두고 있긴 하지만 확실한 실험 증거가 부족하기 때문에 결론이 나지 않은 상태이다. 대다수의 역학 조사가 알파 리놀렌산이 심혈관 질환을 예방한다는 견해를 뒷받침하기 때문에 아마씨유는 건강에 좋다고 볼 수 있다.

2002년 《구석기 다이어트》를 처음 출간한 이후로 나는 카놀라유의 사용이나 섭취를 더 이상 권장하지 않는다. 그 이유는 이렇다. 카놀라유는 브로콜리, 양배추, 케일과 가까운 유채 식물(배추속 식물)의 씨앗으로 만든다. 인간은 역사 시대 이전부터 양배추와 그 친척 식물들을 먹어 왔고 나도 이런 채소의 섭취를 적극 지지한다. 그러나 배추속 식물의 씨앗에서 짜낸 기름은 이야기가 다르다.

원래 유채 식물의 종자 기름에는 에루크산(20~50%)이 고도로 농축되어 있다. 앞에서 설명했듯이, 에루크산은 독성이 있어 실험동물에게 광범위한 병리학적 변화를 일으킨다. 1970년대에 캐나다의 식물 육종가들은 씨앗의 에루크산 함량이 2% 이하인 유채 식물 품종을 개발했다(카놀라유라는 이름은 여기서 유래했다). 시판되는 카놀라유의 에루크산 함량은 평균 0.6%이다. 하지만 1970년대의 실험에 따르면 에루크산 함량이 낮은데도(2%와 0.88%) 카놀라유를 먹인 쥐들에게서 '병'으로 보이는 작은 심장 반흔이 생겼다.

일본 하타노 연구소의 오하라 박사팀은 일련의 연구를 통해, 에루크산 함량이 낮은 카놀라유를 쥐에 투여했더니 혈액의 나트륨 수치가 올라가고 혈압을 조절하는 호르몬인 알도스테론에 비정상적인 변화가 일어났을 뿐 아니라 신장이 손상되었다고 보고했다. 동물에게 열량의 10%에 해당하는 카놀라유를 섭취하게 한 실험에서 나타난 다른 부정적 영향으로는 새끼 수의 감소, 행동 변화, 간 손상이 있다.

핀란드 텐페레 대학의 포이코넨 박사가 행한 카놀라유/유채유의 인체에 미치는 영향에 대한 연구에서는, 이런 기름들이 성인과 아동의 알레르기 항원이며 아토피 피부염이 있는 아동의 환경적 알레르기 항원과 알레르기 교차반응을 일으킬 수 있다는 사실이 밝혀졌다. 인간과 동물을 대상으로 한 이런 최신 연구들에 근거해 나는 카놀라유를 더 이상 추천하지 않기로 했다.

올리브유와 아보카도 기름은 콜레스테롤을 낮추는 단불포화 지방산의 함량이 높지만(73.9%와 70.6%) 오메가-6 지방산과 오메가-3 지방산 비율이 11.7과 13.5로 좋지 않다. 따라서 긴 사슬 오메가-3(EPA와 DHA)의 적절한 섭취 없이 이 두 기름을 과도하게 섭취한다면 건강과는 거리가 멀어질 것이다. 생선으로든 어유 캡슐로든 EPA와 DHA를 하루에 1~2g 섭취하도록 권장한다. 아보카도 기름은 구하기 쉽지 않고 비싸기 때문에 대부분 올리브유를 요리와 샐러드드레싱, 양념의 기본 재료로 사용한다.

여유가 있다면 되도록 엑스트라 버진 올리브유(맨 처음 짜낸 올리브유)를 권한다. 이 등급의 기름은 화학 처리 없이 물리적 방법으로만 생산되기 때문에 암, 심장병, 염증을 막아 주는 폴리페놀polyphenol, 항산화제을 최고도로 함유하고 있다.

땅콩기름은 단불포화 지방의 높은 함량 때문에 콜레스테롤을 낮추고 건강에 좋은 기름으로 알려졌지만, 모든 기름 가운데 동맥 폐색을 가장 촉진하는 것으로 판명되었다. 실제로 땅콩기름은 원숭이와 다른 실험동물의 심장동맥에 죽상동맥경화증을 유발하는 데 사용된다. 땅콩기름이 죽상동맥경화증을 일으키는 이유는 분명치 않다. 일부 과학 증거에 의하면 땅콩의 렉틴(탄수화물과 결합하는 단백질)이 원인일지 모른다.

대두유 또한 렉틴 작용의 잔류물 대두 응집소 SBA을 함유하고 오메가-6 지방산과 오메가-3 지방산 비율(7.5:1)이 좋지 않기 때문에 추천하지 않는다. 밀 배아유도 비슷한 논란이 있을 수 있다. 밀 배아유는 오메가-6 지방산과 오메가-3 지방산 비율(7.9:1)이 좋지 않을 뿐더러 식이 렉틴 가운데 가장 해로운 렉틴 WGA 밀 배아 응집소를 다량 함유하고 있기 때문이다.

코코넛의 과육과 과즙, 기름은 열대 지방 원주민들이 애용하는 식품이다. 코코넛에는 라우르산이라는 포화 지방산이 많다. 혈중 콜레스테롤 수치를 상승시키는 것으로 알려진 라우르산은 심혈관 질환의 위험 인자로 인식되고 있다. 그러나 코코넛 식품을 먹는 전통 문화권에서는 라우르산 같은 포화 지방의 과다 섭취와 관련된 심장병, 뇌졸중, 심혈관 합병증이 아주 드물게 또는 전혀 발생하지 않는다.

라우르산은 장 투과성을 높이는 장 세균을 제거하는 보호 작용을 한다. 장 투과성은 만성적인 염증을 악화시켜 심혈관 질환을 일으키는 위험 인자다. 전통적으로 코코넛을 먹는 태평양 섬사람들의 증거에 근거

샐러드기름과 조리용 기름

	오메가-6 : 오메가-3 지방산 구성비	단불포화 지방(%)	다불포화 지방(%)	포화 지방(%)
아마씨유	0.24:1	20.2	66.0	9.4
카놀라유	2.00:1	58.9	29.6	7.1
겨자기름	1 2.60:1	59.2	21.2	11.6
호두기름	5.08:1	22.8	63.3	9.1
올리브유	13.1:1	72.5	8.4	13.5
아보카도기름	13.0:1	67.9	13.5	11.6
아몬드유	오메가-3 없음	69.9	17.4	8.2
행인유(살구씨기름)	오메가-3 없음	60.0	29.3	6.3
코코넛기름	오메가-3 없음	5.8	1.8	86.5
옥수수기름	83:1	24.2	58.7	12.7
면실유	253:1	17.8	51.9	25.9
포도씨기름	696:1	16.1	69.9	9.6
헤이즐넛기름	오메가-3 없음	78.0	10.2	7.4
귀리기름	21.9:1	35.1	40.9	19.6
야자유	45.5:1	37.0	9.3	49.3
땅콩기름	오메가-3 없음	46.2	32.0	16.9
쌀겨기름	20.9:1	39.3	35.0	19.7
홍화씨유	오메가-3 없음	14.4	74.6	6.2
참기름	137:1	39.7	41.7	14.1
대두유	7.5:1	23.3	57.9	14.4
해바라기유	오메가-3 없음	19.5	65.7	10.3

토마토씨유	22.1:1	22.8	53.1	19.7
밀 배아유	7.9:1	15.1	61.7	18.8

해 보면 코코넛이 현대의 구석기 다이어트에 포함되어도 심혈관 질환의 위험과는 무관하리라 생각된다. 미각을 태평양 섬으로 돌려 이 전통적 식물성 식품의 건강 효과를 맛있게 누려 보자.

혼합 향신료

구석기 다이어트의 핵심 한 가지는 소금을 줄이는 것이다. 완전히 끊으면 더욱 좋다. 싱겁고 맛없는 음식을 먹어야 한다는 의미는 아니다. 오히려 그 반대다. 당신이 아직 놀라운 향신료의 세계를 맛보지 못했다면 지금이 기회다.

레몬 페퍼(레몬 껍질과 후추를 섞은 조미료)는 소금의 좋은 대용물로 음식의 풍미를 더 좋게 한다. 요즘은 시중에서 구할 수 있는 소금을 대신할 만한 혼합 향신료들이 상당히 많다. 혼합 향신료에는 옥수수 전분, 가수분해 밀 단백질, 다른 곡류 및 콩류 식품이 들어 있는 것도 있으니 라벨에서 성분을 꼭 확인하기 바란다.

일부 사람들, 특히 자가면역 질환에 걸린 사람들은 고추(카이엔 페퍼,

파프리카)로 만든 향신료를 피해야 한다. 이 매운 향신료에는 '캡사이신'이 들어 있다. 오스트리아 빈 대학병원의 에리카 옌센-야롤림 박사의 연구에 따르면, 캡사이신은 장 투과성을 높이고 특정 자가면역 질환의 발병과 진행의 원인이 될 수 있다고 한다. 특정 향신료가 당신의 몸을 자극하거나 문제를 일으키는 것 같으면 피해야 한다.

다행히 대부분의 향신료가 쉽게 소화되고 독특한 풍미를 더해 주어 거의 모든 요리에 잘 어울린다는 것이다. 향신료는 후각을 자극해 저절로 군침이 돌게 만드는 것이니까.

사람마다 다른 맞춤형 식단

최적의 구석기 다이어트로 나아가는 출발점은 바로 우리 유전자에 있다. 어떤 면에서 보면 인간은 모두 똑같다. 인간은 200만 년 이상의 진화를 거치긴 했지만 야생 동물 살코기와 과일과 채소를 먹도록 적응된 유전자는 크게 변함이 없다. 그러면서도 우리는 모두 다르다. 우리의 유전적 차이는 우리가 특정 음식에 어떻게 반응하는지, 건강을 유지하는 데 특정 영양소, 비타민, 미네랄이 얼마나 필요한지에 영향을 준다. 예를 들어, 해산물은 구석기 다이어트에서 중요한 비중을 차지하지만 그것에 알레르기를 보이는 사람들에게는 분명히 논외의 대상이다. 당신에게 견과류와 갑각류, 또는 다른 알레르기가 있다면 그런 식품들은 반드시 제외되어야 한다.

국립과학원은 비타민과 미네랄의 영양 섭취 기준DRIs을 제시했다. 물론 이런 일괄 지침이 반드시 모든 사람에게 맞는 것은 아니다. 예를 들어, 별도의 환경오염 물질(흡연)에 노출된 사람은 항산화 비타민이 더 필요한 것으로 밝혀졌다. 특정 질병과 장애는 신체의 영양소 흡수 능력을 약화시킨다고 알려져 있다. 또한 임산부와 모유를 수유하는 어머니는 다른 여성들보다 영양소가 더 많이 필요하다.

우리 모두가 똑같은 출발점에 서 있다 하더라도, 우리의 진화적 과거가 똑같더라도 모든 사람에게 두루 적용되는 권장 섭취량은 없다.

일부 식품, 특히 곡류, 유제품, 콩류, 이스트가 자신들이 안고 있는 건강 문제의 원인이라는 사실조차 모르는 사람이 많다. 그런 사람들은 이런 식품들을 끊었다가 다시 먹어 봐야 비로소 식품과 건강의 관련성을 알게 될 것이다. 자연이 우리 모두를 위해 마련해 준 식단으로 서서히 돌아가면서 몸의 반응에 주의를 기울여라. 당신에게 맞는 식품을 찾아내고 실천 가능한 식단으로 바꾸어라. 하지만 구석기 다이어트의 기본 원칙(제지방 동물성 단백질, 과일, 채소)에서 벗어날수록 건강 효과를 누릴 가능성은 줄어든다는 사실을 명심하라.

비타민, 미네랄, 영양 보충제

우리의 유전자에 맞는 음식을 먹을 때 우리는 영양 결핍증에 걸리지 않을 것이다. 앞에서 이야기했듯이, 펠라그라(니아신 결핍)와 각기병(비타민 B1 결핍)은 현대의 또는 구석기시대 수렵 채집인들에게 절대 존재하지 않았다. 2장에서 나는 구석기 다이어트를 통해 하루 섭취하는 비타민과 미네랄은 1일 권장량을 훨씬 초과한다는 점을 설명했다. 구석기 다이어트는 어느 기준에 비추어 봐도 영양소가 풍부하며 건강에 필요한 모든 것을 우리에게 제공해 준다.

그렇다고 구석기 다이어트를 실천하는 사람에게 영양 보충제가 필요 없다는 뜻은 아니다. 당신은 다음에서 이야기하는 특정 영양 보충제로 식단을 뒷받침할 수 있다.

비타민 D

기름기 많은 바다 생선을 제외하고 흔히 섭취하는 자연 식품(인공적으로 강화하지 않은 식품)에는 비타민 D가 매우 적다. 이는 대부분의 시간을 야외에서 보내며 필요한 비타민 D를 전부 햇빛에서 얻었던 구석기인들에게는 전혀 문제가 아니었다. 그러나 현대인들에게 햇빛 노출은 운에 맡기는 문제가 되었다. 이것이 바로 구루병과 다른 비타민 결핍증을 예방하기 위해 우유와 마가린 같은 가공식품에 비타민 D를 강화하는 이유다.

당신은 햇볕을 충분히 쬐는가? '충분히'란 하루 15분을 의미한다. 그렇지 않다면 마가린과 우유를 그만 먹고 식단에 비타민 D를 보충해야 한다. 비타민 D의 영양 섭취 기준은 200~600IU(비타민 D의 1IU는 0.025

μg)이다. 혈액 속의 비타민 D의 부족이 유방암, 전립선암, 결장암을 포함하는 많은 암과 관련 있다고 여러 연구에서 제기되어 왔다. 당신은 매일 비타민 D의 섭취량을 2,000IU까지 늘리고 싶을지도 모른다. 하지만 비타민 D는 '많을수록 좋은' 영양소가 아니다. 지용성이기 때문에 너무 많이 섭취하면 조직에 축적되어 독이 될 수 있다. 성인의 비타민 D 섭취 상한치는 하루 2,000IU이다. 최근 연구에서 더 정확한 상한치는 10,000IU라는 주장도 나왔지만 말이다.

다음은 건강에 좋은 햇빛 노출의 비결이다.

- 햇볕을 쬐는 시간을 점차 늘려 나간다(피부색과 일광 내성에 따라 처음에는 15분 이하).
- 화상을 입을 정도로 살갗을 태우지 마라.
- 1년 내내 햇볕을 쬘 수 있는 곳을 찾아라.
- 처음에는 타는 것을 막기 위해 자외선 차단제를 사용하라. 자외선 A와 자외선 B 모두를 차단하는 차단제를 사용한다.
- 자외선 차단제도 비타민 D와 멜라닌 생성을 저하하기 때문에 점차 자외선 차단제의 사용을 줄여 나가야 한다.

항산화제

우리 몸은 기본적으로 고대 조상들과 똑같지만 우리는 너무 다른 세상에서 살고 있다. 자연 그대로의 오염되지 않은 구석기시대의 환경은 더 이상 존재하지 않는다. 우리는 100년 전에는 존재하지 않았던 수많은 독성 물질에 노출되어 있다. 우리가 먹는 음식, 숨 쉬는 공기, 마시는 물에는 살충제의 극소 잔여물, 화학 오염 물질과 산업 오염 물질이 들어 있다. 이런 오염 물질은 피할 수 없다. 그것들은 외진 남극 대륙과 그린란드에서도 발견될 정도다.

이런 유해 물질에 평생 노출될 때 받게 될 영향은 아무도 모른다. 하지만 항산화 비타민과 미네랄의 도움으로 면역 체계가 잘 기능하면 환경 요인으로 인한 암과 질병을 예방하는 데 도움이 된다는 것은 분명하다. 항산화제의 보충으로 심장병과 많은 암의 발병 위험이 낮아진다는 것을 보여 주는 연구 결과는 넘치도록 많다.

구석기 다이어트는 항산화제가 이례적일 정도로 풍부하다. 구석기 다이어트에는 평균 비타민 C 500mg 이상(하루 권장량의 9배 이상), 비타민 E 25IU 이상(하루 권장량의 3배 이상), 셀레늄 140㎍ 이상(하루 권장량의 2.5배 이상)이 들어 있다. 또한 구석기 다이어트는 과일과 채소가 풍부하기 때문에 각종 암을 예방해 주는 베타카로틴과 다른 식물성 화학 물질이 많이 들어 있다. 하지만 일부 항산화제의 경우 식단에 보충해 주는 편이 건강에 좋다.

- **비타민 E** : 비타민 E의 이로운 효과는 음식만으로 얻을 수 없는 약리

적 용량을 복용할 때 일어나는 것으로 밝혀졌다. 비타민 E는 절대 안전하고 부작용도 거의 없기 때문에 매일 200~400IU를 복용하면 추가적인 질병 예방 효과를 얻을 수 있다.

- **비타민 C** : 여기서 다시 당신은 음식에서 얻을 수 있는 양보다 더 많은 양을 매일 섭취하고 싶을지 모른다. 매일 500~1,000mg을 보충하면 면역 기능이 개선되고 콜레스테롤이 줄어들어 일부 암의 발생 위험을 낮추는 것으로 밝혀졌다.

- **셀레늄** : 셀레늄은 암을 예방하거나 치료하는 데 가장 든든한 동맹군일지 모른다. 1,312명의 노인을 대상으로 한 무작위 이중 맹검 연구에서, 셀레늄 200mg을 복용했더니 암 발생률이 42%, 암 사망률이 반으로 줄었다. 과일과 채소의 셀레늄 함량은 그 농작물이 자란 토양에 셀레늄이 얼마나 있었는가에 따라 크게 다르다. 충분한 양의 셀레늄을 섭취하려면 매일 식단에 200~400μg을 보충하는 것이 좋다.

어유 캡슐

어패류를 싫어하는 사람이라면 어유 캡슐의 복용을 권장한다. 어유에는 두 가지 이로운 지방산 즉 EPA와 DHA가 있다. 매일 EPA와 DHA를 1~2g 섭취해야 한다. EPA와 DHA를 충분히 섭취하려면 캡슐의 종류와 크기에 따라 매일 4~8개의 캡슐을 복용할 필요가 있다. 규칙적으로 어유를 복용하면 암과 심장병의 발병 위험이 줄어들고 자가면역 질환과 염증성 장애의 증상이 완화될 수 있다.

초간단 점심 준비

구석기 다이어트를 성공시키는 비결 한 가지는 현대의 구석기시대 식품을 언제든지 구할 수 있도록 준비하는 것이다. 많은 사람이 일터에 매여서 더 많은 시간을 보내고 일터에서는 신선한 과일과 채소와 살코기를 준비하거나 구입할 수 없다. 이것은 일부 음식은 집에서 준비하여 일터로 가져가야 한다는 의미다. 고물가로 인해 '도시락' 점심은 이제 직장인에게도 일상이 되었다. 매일같이 세 끼의 구석기 식사를 준비할 필요는 없다. 저녁 식사를 2, 3인분 더 만들어 남은 음식을 점심으로 가져가면 된다. 샐러드와 주식의 일부를 밀폐 용기에 넣어 두고 다음 날 아침에 챙겨 가면 된다. 여기에 생과일 한 조각을 곁들이면 최상의 점심이 될 것이다. 또한 저녁에 두세 가지 주식을 요리하여 하나는 먹고 나머지는 나중을 위해 곧바로 냉장고에 넣어 둘 수 있다.

이와 똑같은 원칙이 조미료(샐러드드레싱, 살사소스 등)에도 적용된다. 주말이나 저녁에 많은 양을 만들어 용기에 넣고 필요할 때까지 냉장고에 보관하라. 이보다 더 쉬운 일은 없다.

요즘 슈퍼마켓에서는 미리 손질하고 씻은 샐러드 채소와 상추를 팔고 있다. 밀봉한 비닐봉지에 든, 드레싱을 넣지 않은 샐러드 모둠(시금치 샐러드, 시저 샐러드 등)도 흔히 볼 수 있다. 이런 포장 채소는 신선한 음식을 먹고 싶지만 준비할 시간이 없는 바쁜 사람들에게 매우 유용하다. 미리 자르고 씻고 혼합한 샐러드 채소 봉지를 간단히 개봉하여 훌륭한 샐러드를 만들 수 있다. 새우와 게살을 넣고 올리브유나 미리 만들어 둔 드레싱을 끼얹으면 또 하나의 즉석 구석기 점심이 된다.

외식, 여행, 모임이라는 위반

가까운 친구가 당신을 저녁 식사에 초대했다. 메뉴는 스파게티와 미트볼이다. 한 번 정도는 괜찮다. 딸아이가 당신을 위해 초콜릿을 세 겹 입힌 생일 케이크를 만들어 주었는데 한 조각이라도 먹어 주지 않으면 큰일이다. 이것도 한 번 정도는 괜찮다. 몇 번 사소한 위반을 했더라도 나머지 시간 구석기 다이어트를 충실히 따른다면 전반적인 건강 유지에 큰 차이는 없다. 하지만 그런 위반이 예외가 아닌 습관이 된다면 구석기 다이어트의 체중 감량 효과는 빛을 잃게 될 것이다.

외식의 우선순위

현실 세계에서 어떻게 구석기 다이어트에 성공할 수 있을까? 할 수 있는 한 최선을 다하라. 외식은 구석기 다이어트를 정확히 따르는 데 시험대가 될 수 있다. 간혹 아예 불가능하게 만들 수 있다. 현실 세계의 식당들은 당신이 먹지 않으려고 하는 음식을 메뉴에 올려놓고 유혹하고 있다. 요즘은 저지방식이나 채식을 제공하는 곳도 많지만 구석기 요리를 내놓는 식당은 거의 없다. 최선의 상황에서는 구석기 다이어트를 잘 실천할 수 있을 것이다. 그러나 최악의 경우에는 포기해야 할는지도 모른다.

하지만 약간의 위반을 빼고라도 대부분의 시간은 구석기 다이어트를 실천할 수 있어야 한다. 비결은 '선별 원칙'에 있다. 긴급성에 따라 우선순위를 정하라.

1. 최우선순위에 둘 것은 전분 위주가 아닌 음식을 주식으로 하는 것이다. 아침 식사로 팬케이크, 점심 식사로 샌드위치, 저녁 식사로 파스타를 피하라.
2. 살코기나 해산물에 전분이나 기름을 첨가하지 않고 단순한 방법 즉 굽기, 볶기, 삶기, 찌기로 조리하여 먹도록 하라.
3. 끼니마다 생과일이나 비전분질 채소를 먹도록 하라.
4. 되도록이면 조촐한 식사를 준비하라. 재료가 적을수록 좋다.

아침 식사

대부분의 아침 식당에서는 생과일과 계란 요리를 내놓는다. 계란 프라이나 스크램블 에그는 보통 트랜스 지방을 함유한 마가린이나 쇼트닝으로 조리하기 때문에 수란이나 삶은 달걀을 주문하라. 또는 채소를 가득 넣은 오믈렛—치즈가 들어가고 토스트는 뺀— 을 먹어라. 커피 한 잔은 괜찮다. 때로는 아침 식사로 훈제 연어나 새우 오믈렛을 먹을 수 있다. 가능할 때마다 건강에 좋은 오메가-3 지방산을 포함하도록 하라. 기름기 없는 햄 조각이나 돼지 갈빗살, 기름기 없는 스테이크를 선택할 수도 있다. 하지만 산성 단백질 부하의 균형을 맞추기 위해 과일을 많이 먹는 것도 잊지 말아야 한다. 소금을 최대한 자제하도록 하라. 이는 아마도 외식에서 가장 어려운 일일 것이다.

점심 식사

점심은 쉽다. 대부분의 식당에서 샐러드, 살코기, 생선을 주 요리로 제공하기 때문이다. 크루통(굽거나 튀긴 작은 빵 조각)을 뿌린 샐러드 대신 올리브유 위주의 드레싱을 먹도록 하라. 디저트로는 생과일을 주문하라.

저녁 식사

저녁도 어렵지 않다. 파스타 중심의 이탈리안 식당에도 해산물이나 고기 요리가 많다. 이런 요리를 밀가루나 빵, 감자를 뺀 채 만들어 달라고 요청하고 찐 야채를 추가로 주문하라. 이따금 저녁 식사에 와인 한 잔을 곁들인다. 일식당도 괜찮다. 그곳에는 늘 어패류와 살코기, 찐 야채가 풍부하다. 쌀밥과 밀로 만든 간장은 건너뛰라. 중식당 또한 달고 신 돼지고기와 바삭바삭한 튀김 같은 설탕과 짭짤한 소스가 많이 들어간 요리들을 피한다면 괜찮다. 닭고기 볶음, 또는 찐 게나 생선이면 더욱 좋다. 중국식 야채 요리를 곁들여 주문할 때는 똑같은 전략을 이용하라. 소스를 전부 빼고 찐 야채를 그대로 가져다 달라고 주문한다. 멕시코 식당은 약간 어려운 도전이다. 그러나 다시 말하지만, 신중하게 선택하면 구석기 다이어트를 거의 비슷하게 실천할 수 있다. 때로는 선택의 여지가 없는 경우도 있을 것이다. 무슨 음식이 나오든 먹어야 할 경우에는 먹는 양을 제한하라.

여행 중의 식사

음식을 구입하여 아이스박스에 넣어 가지고 다닐 수 있다. 또는 슈퍼마켓, 식품점, 노점에서 음식을 살 수 있다. 과일과 채소는 어디에서나 구할 수 있는데, 아이스박스에 넣으면 장거리 여행에도 문제가 없다. 육포를 직접 만들어 보자. 육포는 맛있고 포만감을 주며, 생과일과 함께 먹으면 맛이 그만이다. 아이스박스에 보관한 삶은 달걀은 여행 중의 아침 식사로 필수적이다.

대부분의 미국인이 여행 중에 들르는 곳, 즉 상당히 청결해 보이는 패스트푸드 식당에서 멈추는 대신 고속도로를 벗어나 동네의 슈퍼마켓을 찾아라. 요즘에는 미리 만든 샐러드를 파는 즉석(반조리) 식품

코너나 샐러드 바를 갖춘 곳도 많다. 선별 원칙을 적용하여 할 수 있는 범위에서 최선을 다하라. 예를 들어 미리 조리한 닭고기(통닭구이나 바비큐 치킨)는 슈퍼마켓의 반조리 식품 코너에서 급한 대로 선택할 수 있다. 물을 채운 참치 통조림도 완벽하지는 않지만 여행 중에는 괜찮다.

가족과 친구들에게 지원 요청을

배우자, 직계 가족, 친구들의 지원이 인생의 커다란 변화에 엄청난 차이를 가져올 수 있다. 그들에게 구석기 다이어트를 하고 있다는 사실과 그 이유—체중 감량이든 건강 증진이든—를 털어놓아라.

구석기 다이어트의 이론과 근거를 설명해 주고 자신의 체험을 그들과 공유하라. 가족 모두에게 구석기 다이어트를 강요할 필요는 없다. 이 평생 영양 프로그램에 따라 먹게 될 음식은 대부분 당신이 예전에 먹던 음식과 그리 다르지 않다. 언제든 빵, 롤빵, 감자를 가족의 식사에 포함시키고 그런 음식을 먹을지 말지는 그들의 의사에 맡겨라. 대부분의 지인들은 당신의 식단이 변했는지 알아차리지도 못할 것이다. 당신의 체중이 줄어들고 활력이 넘치고 건강이 좋아졌다는 사실을 알아차릴 때까지는 말이다. 누가 알겠는가? 사람들은 당신이 보여 준 건강한 변화를 보고 구석기 다이어트에 합류할지도 모른다.

구석기 다이어트는 인류의 정상적인 식단이다. 비정상적인 식단, 이

상한 식단, 보통을 벗어난 식단은 바로 현대 세계에 널리 퍼진 곡물, 유제품, 가공식품 위주의 식단이다.

  이제 과감하게 바꿀 때가 되었다.

구석기 운동법

사람은 먹는 것만으로 건강을 지키지 못한다. 운동도 해야 한다.
— 히포크라테스

건강 유지와 체중 조절에서 식생활이 1번이라면 규칙적인 운동은 2번이다. 두 파트너는 최고의 러닝 메이트다. 꾸준한 운동으로 다음과 같은 좋은 효과를 볼 수 있다.

- 인슐린 대사가 개선된다.
- HDL 콜레스테롤이 증가하고 혈중 중성지방이 감소한다.
- 혈압이 낮아진다.
- 심장과 혈관이 튼튼해진다.

- 심장병과 제2형 당뇨병의 위험이 줄어든다.
- 스트레스가 완화되고 정신 건강이 증진되며 숙면을 취하게 된다.
- 30살 이하의 사람들은 뼈 미네랄 밀도가 높아지고 나이든 사람들은 뼈 손실이 늦춰진다.

우리는 수렵 채집인 조상들의 활동력을 우리의 생활 길잡이로 삼아야 한다.

길고 힘들고 반복적인 작업과 재미있게 놀고 쉬는 것 중 하나를 선택하라고 했을 때 수렵 채집인들이라면 현대의 수렵 채집인 후손들처럼 예외 없이 재미있게 놀고 쉬는 것을 선택했을 것이다. 실제로 운동이라는 개념을 이들은 도저히 이해할 수 없었을 것이다. 어쨌거나 수렵 채집인들이 단순히 '운동'을 하기 위해 무거운 돌을 들어 올리거나 달렸을 리 없다. 이 지루한 활동을 계속하도록, 또는 운동 계획을 짜보도록 그들을 설득하기란 불가능했을 것이다.

구석기인들과 우리의 큰 차이점은 그들이 일상적으로 힘든 육체노동을 할 수밖에 없었다는 점이다. 불행히도 현대인은 그렇지 않다.

국가대표들의 능력 향상 : 조의 이야기

조 프리엘은 철인 3종 경기 올림픽 대표 선수들을 지도하는 유명한 피트니스 전문가이자 철인 3종 경기와 사이클에 대한 수많은 베스트

셀러의 저자다. 다음은 그의 구석기 다이어트 경험담이다.

나는 코데인 박사와 오랫동안 알고 지내는 사이였지만 1995년까지는 그의 연구를 알지 못했다. 그 해에 우리는 스포츠의 영양 관리를 주제로 토론을 벌이기 시작했다. 오랫동안 운동선수들에게 고탄수화물 식단을 고집해 온 나는 전분질을 덜 섭취하면 경기력이 향상될 거라는 그의 주장에 회의적이었다. 내가 아는 지구력이 강한 운동선수들은 대부분 나처럼 곡류, 빵, 쌀밥, 파스타, 팬케이크, 감자에 중점을 둔 식사를 했다. 실제로 나는 이런 식단을 철저히 지켜 철인 2종 경기(사이클과 달리기) 국가대표가 되었고 세계선수권대회에서 10위권 내에 들 수 있었다. 또한 프로와 아마추어의 많은 선수들을 지도했는데, 그들도 내 식단을 따라 훌륭한 성적을 거뒀다.

우리의 토론은 결국 하나의 제안으로 이어졌다. 코데인 박사는 그가 권장하는 방식의 식사를 한 달 동안 해보라고 제안했다. 나는 그 제안을 받아들이며 내가 오랫동안 해온 식사법이 옳다는 것을 증명해 보이겠다고 결심했다. 단순히 전분질 음식을 크게 줄이고 줄어든 칼로리를 과일과 채소, 살코기로 대신하는 것으로 시작했다.

첫 2주 동안은 비참한 기분이 들었다. 운동도 부진했지만 운동 후 회복이 느렸다. 코데인 박사의 주장이 잘못되었음을 입증하는 길로 가고 있다고 나는 생각했다. 하지만 3주째가 되자 이상한 일이 일어났다.

컨디션이 좋아졌을 뿐 아니라 운동 후 회복 속도도 현저히 빨라지고 있었다. 4주째 나는 얼마나 오래 훈련을 할 수 있는지 실험해 보았다.

40대 초부터(당시 나는 51세였다) 나는 주당 12시간 이상 훈련을 할 수 없었다. 이 주당 훈련 시간을 초과할 때마다 곧 상기도 감염 증세가 나타났다. 4주째 실험에서 나는 감기 기운, 인후염, 귓병 없이 16시간을 훈련했다. 놀라웠다. 거의 10년 동안 그렇게 많은 시간을 내내 훈련해 본 적이 없었다. 나는 실험을 계속하기로 결심했다.

그 해에 나는 탁월한 레이스로 미국선수권대회에서 3위에 입상하여 세계선수권대회 미국 대표로 뽑혔다. 최고의 해가 되었다. 물론 그 결과에 고무되어 코데인 박사에게 문의해 가며 그가 권장하는 식단을 계속 개선하면서 실천했다.

나는 곧 이 식단을 내가 지도하는 선수들에게 권했다. 그런 선수 중에는 철인 3종 경기 올림픽 국가대표인 라이언 볼튼도 있었다. 1995년 이후로 나는 지구력 강화 훈련에 대한 4권의 책을 썼고 선수들에게 구석기 다이어트를 권해 왔다. 많은 선수들이 나와 비슷한 체험을 했다. 그들은 처음에는 약간 회의적으로 새로운 식사를 시도했지만 이내 회복 속도가 빨라지고 훈련 성과도 더 좋아진다는 사실을 알게 되었다.

운동 : 수렵 채집인들에게는 어리석은 일

1980년대 말 세계는 세계의 허파인 아마존 강 유역의 열대 우림이 감소하는 것을 점점 우려하게 되었다. 정치가와 환경운동가들은 이 삼림 남벌을 막기 위한 일련의 프로그램을 시작했고, 아마존 원주민 인디오들을 뉴욕에서 열린 환경 회의에 초청했다. 그런 회의에 초청된 인디오 일행이 센트럴 파크에서 조깅하는 사람들과 마주쳤다. 인디오들에게는 이 운동이라는 개념이 너무나 우스꽝스러웠다. 뚜렷한 이유 없이 달리는 그 사람들이 이 실제적인 수렵인들에게는 어리석어 보였다. 그들의 열대 우림 고향에서는 모든 행동에 역할과 목적이 있었다. 가야 할 곳도, 피해야 할 포식 동물이나 적도, 잡을 동물도 없는데 무작정 달려서 무엇을 얻겠는가?

수렵 채집인들의 유산소 능력

이 아마존 인디오의 사고방식은 의심할 여지없이 세계의 수렵 채집인들의 생각과 매우 비슷했다. 그들은 하루의 기본 활동—식량과 식수를 구해 오고 움막을 짓고 도구를 만들고 땔감을 모으는 일—만으로도 많은 운동을 했다. 이런 활동량은 탁월한 신체를 만들기에 충분하고도 남았다. 원기 넘치는 건장한 몸은 일과의 자연스러운 부산물이었다.

우리의 석기시대 조상들은 열심히 일해야 먹을 수 있었다. 그렇다고 쉴 새 없는 노동이 매일 필요하지는 않았다. 보통 힘든 노동 기간과 휴식 기간이 번갈아 반복되었다. 하지만 노동을 늘 있었고 그것은 피할 수 없는 삶의 현실이었다. 은퇴 계획도, 휴가도, 노동 절약 기구도 없었다.

아주 어리거나 늙은 사람을 제외하고 모든 사람이 서로 도왔다. 그들의 매일 노동량은 놀라웠다. 수렵 채집인들의 평균 신체 활동량은 앉아서 일하는 사무 노동자보다 4배가량, 건강 효과를 얻는 데 필요한 운동량보다 3배가량 많았을 것이다. 주 내내 하루에 5km를 달리는 사무 근로자들은 아프리카의 수렵 채집인이 평균 소모하는 에너지의 절반 이하를 소모할 뿐이다. 그 족속의 남자들은 하루 평균 15km를, 여자들은 9km를 걷는다. 이렇게 걷고 규칙적으로 몸을 움직이면 누구나 건강이 크게 좋아진다. 실제로 우리 연구진은 세계의 수렵 채집인과 덜 서구화된 사람들의 평균 유산소 능력은 오늘날 일류 운동선수들과 비슷하다는 사실을 발견했다.

걷기와 체중 감량

운동과 식이 요법을 병행해서는 안 된다고 주장하는 의사나 건강 전문가들은 거의 없다.

운동 프로그램을 병행하는 체중 감량과 운동 프로그램 없는 체중 감량을 관찰한 과학 실험에서 적절한 운동(주 5회의 20~60분간의 걷기와 달리기)이 체중 감량 속도를 더 빨라지게 하지는 않지만 장기적으로 살을 빼는 데 매우 효과적이라고 밝혀졌다.

운동이냐? 식이요법이냐?

운동으로 살을 빼겠다는 생각—이것이 당신의 유일한 체중 감량 수단이라면—은 그리 실용적이지 않다. 식이요법과 운동을 병행한다고 해서 식이요법만 하는 것보다 체중 감량에 더 효과적이지 않다. 어째서일까? 해답은 한 과학 방정식에 있다. 살을 빼려면 3,500kcal에서 칼로리 부족분을 만들어야 한다.

몸무게 70kg으로 하루 45분 동안 5km의 걷기나 달리기로 14kg, 또는 10만 5,000kcal를 줄이고 싶어 하는 약간 비만한 여성이 있다고 해보자. 그녀가 걷거나 달릴 때(다른 날 똑같은 45분 동안 소모하는 80kcal에 비해) 215kcal가 소모된다. 5km의 걷기/달리기는 총 135kcal의 칼로리 부족분—운동량을 고려하면 꽤 많다—을 만든다. 이런 식으로, 0.5kg의 살을 빼는 데 26일, 14kg을 빼는 데 780일(2년 이상)이 걸릴 것이다. 대부분의 다이어트 실행자들은 그렇게 오래 기다릴 인내심이 없다. 솔직히 말해, 우리 대부분은 지속적으로 계속할 수 있도록 눈에 띄는 변화라는 자극이 필요하다. 그렇지 않으면 낙담하고 포기하기 쉽다.

커니에 있는 네브래스카 주립대학의 조 도넬리 박사의 연구진과 노스캐롤라이나 주 분에 있는 애팔래치아 주립대학의 데이비드 니먼 박사가 수행한 실험에서는 식이요법 한 가지만으로도 식이요법과 운동을 병행하는 것만큼 체중 감량 효과를 볼 수 있는 것으로 나타났다.

체중 감량을 목적으로 하는 운동의 진짜 효과는 운동으로 만들어지는 약간의 칼로리 부족분이 아니라 빠진 체중을 유지하는 능력에 있다. 로드아일랜드 주의 프로비던스에 있는 브라운 의과대학의 레나 윙 박사는 실험 참여자들이 식이요법 한 가지만을 실행하거나 식이요법과 운동을 병행하는 많은 실험을 검토했다. 1년 후 참가자들이 보고한 내용을 윙 박사는 이렇게 언급했다.

"모든 장기 실험을 무작위로 검토해 보니 체중 감량 효과는 식이요법과 운동을 병행하는 쪽이 식이요법 한 가지만 실행하는 쪽보다 더 컸다."

운동과 인슐린 감수성

규칙적인 운동은 몸에 좋다. 운동의 중요한 효과 한 가지는 인슐린 대사를 개선한다는 것이다. 언급했듯이 과체중인 사람들은 대부분 인슐린 감수성이 떨어진다. 인슐린은 췌장에서 분비되어 당이 혈류에서 근육 세포를 비롯한 체내의 모든 세포로 들어가도록 돕는 호르몬이다. 근육 세포가 인슐린에 둔감해지면 췌장은 그에 반응하여 인슐린을 더 많이 분비한다. 이것은 차례로 혈류의 인슐린 수치를 높인다. 이런 혈중 인슐린 수치의 상승을 '고인슐린 혈증'이라 하는데, 대사증후군 질환의 근본적인 원인이다. 인슐린은 중요한 세포 기능들에 영향을 미치는 가장 중요한 호르몬이다. 혈류의 인슐린 수치 상승은 지방 축적과 비만을 초래한다.

  임상 연구들을 통해 규칙적인 운동은 근육의 인슐린 감수성을 높이고 혈류의 인슐린 수치를 낮추는 것으로 판명되었다. 달리 말해 운동 한 가지만으로는 체중 감량에 필요한 칼로리 부족분을 많이 만들지 못하지만 인슐린 대사를 개선하여 체중 감량이 일어나는 대사 단계를 만든다.

  인슐린 감수성이 개선되면 또한 과다한 인슐린 분비의 직접적인 결과인 혈당 수치의 큰 변동을 막아 식욕이 줄어든다. 탄수화물 위주의 식사를 하면 소화 효소가 탄수화물을 대부분 당으로 변환시켜 혈류로 들어가게 한다. 보통 췌장에서는 적절한 양의 인슐린을 분비하여 변환된 당이 근육과 체내의 다른 세포들로 들어가 혈당 수치가 안정되도록 돕는다. 하지만 근육이 인슐린의 활동에 저항하면 췌장에서 더 많은 인슐린을 분비해야 하고 그로 인해 혈당 수치가 낮아진다. 이런 혈당의 감소를 '저혈당증'이라고 하며 많이 먹었어도 금세 배고픔을 느끼게 된다. 운동은 근육의 인슐린 감수성을 높여 이런 악순환을 단절하는 데 도움을 줄 수 있다.

운동과 혈액 지질

  의학적 증거를 보면 운동만으로는 혈중 LDL 수치에 거의 또는 전혀 영향을 미치지 못한다. 하지만 운동은 총 콜레스테롤/HDL 콜레스테롤의 비율을 개선하고, 좋은 HDL 콜레스테롤 수치를 크게 증가시켜 심장병 위험을 줄일 수 있다. 또한 운동은 중성지방 수치를 낮추어 준다. 중성지방은 죽상동맥경화증과 관상동맥 심질환의 위험 요인이 될 수 있다.

총 콜레스테롤과 HDL 콜레스테롤 수치를 개선하는 가장 좋은 방법은 운동과 식이요법을 병행하는 것이다. 구석기 다이어트를 실천하고 운동까지 하면 심혈관 질환 등은 걱정하지 않아도 된다.

심혈관에 좋은 운동

운동은 또한 심장과 순환계 건강에 좋은 변화를 가져와 심장병으로 사망할 위험을 낮출 수 있다. 규칙적인 운동은 심장을 둘러싼 관상동맥(심장동맥)을 넓혀 주고 탄력성을 증가해 주는 것으로 밝혀졌다. 혈관이 넓어지는 것은 좋다. 비록 규칙적인 운동을 하는 사람들에게도 관상동맥에 플라크나 침착물이 생기지만 심장병에 걸릴 위험은 낮아진다. 동맥이 넓어지고 심장으로의 혈액 흐름이 완전히 막히는 폐색이 일어날 가능성이 줄어들기 때문이다. 규칙적인 운동으로 심장은 더 커지고 강해지며 혈액과 산소를 공급하는 새로운 혈관이 더 생성될 수도 있다.

또 다른 새 증거에 따르면, 규칙적인 신체 활동은 심장병으로 이어지는 핵심 요인인 관상동맥의 혈전 형성의 위험을 감소시킬 수 있다고 한다. 신체 활동의 모든 이로운 변화의 최종 결과는 모든 유형의 심혈관 질환으로 사망할 위험이 크게 감소한다는 것이다. 이것은 아이오와 주에서 4만 명 이상의 여성을 대상으로 한 최근의 의학 연구에서 밝혀졌다.

서구에 가장 만연하는 만성 질환은 고혈압이다. 미국인의 적어도 5,000만 명이 고혈압이며, 65세 이상 미국인의 60%는 혈압이 너무 높다. 혈압은 심장이 수축할 때(수축기 혈압)와 확장할 때(확장기 혈압)를 측정한다. 수축기 혈압이 140 이상이고 확장기 혈압이 90 이상이면 고혈압이다. 많은 연구를 통해, 다른 생활 습관의 변화 없이 규칙적인 운동만으로도 혈압을 낮추는 효과가 있는 것으로 밝혀졌다. 고혈압은 뇌졸중의 위험을 가속화시킬 수 있기 때문에 혈압을 낮추는 운동 프로그램은 뇌졸중의 위험까지 줄일 수 있다. 운동과 함께 구석기 다이어트 섭생을 지킨다면 혈압을 낮추고 심혈관 질환에서 멀어지는 가장 이상적인 방향으로 나아가는 것이다.

운동은 위대한 유산

추산 1,000만 명의 미국인이 앓고 있는 제2형 당뇨병은 보통 인슐린 내성이 원인이다. 인슐린 내성은 비만, 고혈압, 심장병, 혈액 지질 이상을 일으키는 위험한 상태로 운동이 큰 도움이 될 수 있다. 운동 한 번만으로 3시간 내에 인슐린 감수성이 개선되고 하루 종일—운동한 지

24시간이 지난 후에도— 그대로 유지된다.

운동은 만병통치의 자연 치료법이다. 규칙적인 운동으로 스트레스가 완화되면 정신 건강이 향상되어 숙면을 취할 수 있다. 또한 소화 기능과 폐 기능이 향상되어 뼈 미네랄 손실이 줄어들고 나이와 관계된 신체 노화도 늦춰질 수 있다. 결과적으로 암 발병 위험이 낮아진다.

그러니 운동을 하라! 활동적인 라이프스타일은 조상들이 물려준 위대한 유산의 하나다. 활동은 우리의 유전자에 새겨져 있기 때문에 우리 몸은 꾸준한 움직임이 꼭 필요하다.

차츰 붙박이가 되는 현대 생활이지만

어떤 활동이든 활동하지 않는 것보다 낫다. 꼭 개인 트레이너가 짜준 거창한 운동 계획일 필요는 없다. 기본적으로 일터에서 집에서 여행 중에 또는 여가 시간에 몸을 움직일 수 있을 때마다 움직여야 한다. 대부분의 미국인은 하루에 보통 집에서 차까지 약 10m를 걷고 일터까지 차를 몰고 가 사무실까지 30m를 걷는다. 그리고 컴퓨터 앞에 앉아 거의 움직이지 않고 하루를 보낸다. 그날의 일이 끝나면 차로 걸어가 차를 몰고 집으로 돌아온다. 그리고 다시 TV 스크린 앞에 붙어 앉아 잠들 때까지 시간을 보낸다.

건설업 같은 한때 대단히 활동적이었던 직업에서도 지금은 사무직 종사자처럼 앉아서도 업무가 가능하다. 앉아서 냉난방 장치가 된 완전유압 제어의 굴착기를 조작하는 일은 키보드를 두드리는 것보다 팔 힘이 좀 더 들 뿐이다.

집과 일터에서 움직임 늘리기

고도로 기계화된 기술 세계에서 당신은 집이나 일터에서 일과를 수행하거나 여가 활동 중에도 신체 활동량을 늘릴 수 있다. 활동을 삶에 되돌리기 위해 어디서든 늘 활용하도록 권한다. 몸을 쓸 기회가 있을 때마다 움직여야 한다. 활동을 해야 할 일이 아니라 몸에 선물을 주는 기회로 간주하라. 틈이 날 때마다 움직여라! 활력이 솟을 것이다.

일하는 도중에 또는 일터를 잠깐 빠져나와 운동하는 것이 가능한가? 걸어서 출근할 수 있는가? 자전거를 타고 출근하는가? 일터에서 1km쯤 떨어진 곳에 차를 세워 두고, 또는 직장에서 한두 정거장 떨어진 버스 정류장이나 지하철역에서 내려 걸어가면 어떨까? 점심 식사를 하러 차를 몰고 가는 대신 계단을 이용하거나 걸어가면 어떨까? 점심시간에 산책을 한 후 구석기 도시락으로 점심을 먹는다면 더욱 좋다. 휴대용 계단 운동기와 작은 아령을 사무실에 둘 수도 있다. 점심시간에 직장 근처의 헬스클럽에 가서 잠깐 수영을 하거나 역기를 들거나 라켓볼을 할 수도 있을 것이다. 화장실에 갈 때도 돌아가거나 두세 층 아래로 내려가라.

거의 모든 사람이 구석기 다이어트를 시작한 지 며칠 안에 매일의 에너지 수준이 올라간 것(오후 중반의 슬럼프가 사라진다)을 알아차리기 때문에 이 추가 활동을 위한 에너지와 활력은 남아 있을 것이다. 할 수 있는 곳이면 어디서든 운동, 이를테면 역기 들어올리기, 걷기, 계단 오르기, 텃밭 가꾸기 등을 찾아 해라. 어떤 활동이든 하지 않는 것보다 낫다. 그렇게 조금씩 움직임을 쌓아 나가라.

집에서는 되도록 노동력 절약 기구를 사용하지 않도록 하자. 예를 들어 제설기는 작업을 더 빠르게 해주지만 운동할 시간을 내기 어렵다면 삽으로 눈을 치우는 것이 몸에 훨씬 좋다. 단 '주말 병사' 증후군을 조심하라. 주로 앉아서 일을 한다면 일시에 유산소 운동을 무리하게 하지 마라. 의사와 상담하여 건강을 지키기 위한 가장 안전하고 좋은 방법을 찾아라.

움직일수록 힘이 솟는 여가 시간

여가 시간에 TV로 낚시 프로그램을 보는 대신에 직접 낚시를 하러 가라. 축구 경기를 보는 대신에 아이들과 공놀이를 하라. 컴퓨터 게임을 하는 대신 산보나 하이킹을 하거나 정원을 가꾸어라. 해변에 가면 그냥 앉아 있지 말고 잠깐이라도 수영을 하라. 또는 모래 위를 걷거나 달리는 것도 좋다. 여가 활동이 더 즐거워지고 운동도 하는 셈이 된다. 쇼핑하러 갈 때는 가능한 한 많이 걷도록 하라. 산책, 자전거, 수영 같은 활동을 함으로써 야외활동(캠핑)을 더욱 만끽할 수 있다. 집과 일터에서 더욱 활동적인 생활을 추구한다면 구석기인들을 닮은 에너지 넘치는 삶을 누릴 수 있을 것이다. 물론 체계화된 운동 프로그램으로 매일의 일과와 여가 활동을 보완할 필요도 있다.

운동에도 완급이 있다

수렵 채집인들의 신체 활동은 유산소 활동과 근력 활동을 주기적으로 병행하는 것이 필요했다는 면에서 현대의 크로스 트레이닝을 하는 운동선수들과 매우 비슷하다.

남자들은 보통 1주일에 나흘 정도 사냥을 했다. 사냥을 나가면 동물 떼를 찾기 위해 오래 걷고 달렸다(15~25km). 전력 질주하고 뛰어오르고 때로는 격렬한 싸움도 했다. 그리고 사냥한 동물을 짊어지고 먼 길을 걸어 집으로 돌아왔다. 여자들은 주마다 이틀에서 사흘 일상적으로 모였다. 그리고 식량과 물과 땔감을 구하러 많은 시간을 걸었다. 채집하러 나가면 힘들게 땅을 파거나 산을 오른 다음 무거운 짐을 지고 집으로 돌아왔다. 보통 아기나 어린아이는 등에 업고 다녔다. 다른 공동 활동도 노동력이 많이 필요했다. 아이를 돌보고 생활도구를 만들고 움집을 짓고 사냥한 동물을 손질하고 음식을 준비하고 이웃을 방문하는 일이었다. 춤은 주요한 소일거리였는데, 1주일에 며칠 밤 몇 시간동안 춤을 추었다. 구석기인들의 전반적인 활동 패턴은 순환적이었다. 격렬한 신체 활동(유산소와 근력 모두)의 기간과 휴식 그리고 가벼운 활동의 기간이 균형 있게 반복되었다.

　이런 활동 패턴에서 휴식과 가벼운 활동의 기간이 병행되는, 근력 활동과 유산소 활동을 번갈아 하는 운동 프로그램이 우리 대부분에게도 적합하다는 것을 보여 준다. 따라서 운동 프로그램을 개발할 때는 이 개념을 염두에 두어야 한다. 며칠 힘든 운동을 한 후에는 하루 이상을 쉬어야 하며, 근력 운동(역기 들기)은 유산소 운동을 동반해야 한다. 어떤 운동이든 하지 않는 것보다 낫지만, 이런 기본 원칙을 따른다면 부상 없이 전반적으로 건강해질 것이다.

유산소 운동도 변화가 필요하다

당신은 건강하고 규칙적으로 운동을 하고 있을지 모른다. 또는 운동을 이따금 하고 있을지 모른다. 어쩌면 과체중에 운동을 거의 하지 않는지도 모르겠다. 지금 운동을 시작한다면 운동의 양과 강도는 반드시 당신의 현재 몸 상태를 고려해야 한다.

　운동 효과를 얻기 위해서는 하루도 빠짐없이 적어도 30분의 유산소 활동(걷기, 달리기, 사이클링, 에어로빅댄스, 계단 오르기, 라켓볼, 농구 등)을 적절한 강도로 꾸준히 할 필요가 있다. 효과를 더욱 높이려면 운동 강도를 높이고 더 많은 시간을 투자해야 한다.

　초보자라면 당장 매일 하루 30분씩 걸을 수 없을지 모른다. 늘 몸의 반응에 주의를 기울여 그에 맞추어 운동량을 줄이거나 늘려라. 심장병

가족력이 있는데다 매우 비만하거나 다른 건강 문제가 있다면 운동을 시작하기 전에 의사와 상의하거나 건강 검진을 받아야 한다. 하지만 이것을 운동을 피하는 구실로 삼지는 마라. 운동을 하지 않는 것이 운동을 하는 것보다 건강에 더 위험하다. 하루의 운동을 끝낸 후 통증을 느끼거나 피곤하다면 우리의 수렵 채집인 조상들이 그랬던 것처럼 다음 날은 쉬어라. 회복이 되면 점차 운동의 빈도와 시간을 늘리고 강도를 높일 수 있을 것이다. 운동의 빈도나 시간을 늘리기보다 강도를 높여야 더 빠르게 건강이 좋아질 것이다.

유산소 운동 프로그램의 핵심은 지속적으로 실천하는 것에 있다. 유산소 운동을 지속하는 비결은 계속해서 운동에 흥미를 느끼고 자극받는 것이다. 반면 유산소 운동 프로그램을 망치는 지름길은 지루하게 트랙을 돌며 걷거나 실내에서 자전거 운동 기구를 타는 것이다. 나는 하이킹 코스 또는 도시 변두리의 인적이 드문 흙길에서 달리거나 걷는 것이 도시의 거리에서 달리는 것보다 훨씬 더 자극적이고 평화롭다. 그런 곳에서는 야생 동물과 새들을 볼 수 있다. 지형과 경치는 끊임없이 변하고 차량에 시달릴 필요도 없다. 트레일 코스의 들머리나 산책로까지 좀 멀리 차를 몰고 가야 할지 모르지만 그 진정한 가치를 발견할 것이다. 대도시에 산다면 커다란 도시 공원이 걷기와 달리기에 적합할 수 있다. 당신은 수영이나 사이클링을 좋아하거나 또는 사교적이어서 다른 동료들과 함께 에어로빅을 하고 계단을 오르거나 헬스클럽에서 엑스바이크를 타는 것을 좋아할지도 모른다. 그렇다면 유산소 활동에 계속해서 변화를 주라. 개를 데리고 산책하고, 쌍안경으로 조류를 관찰하고, 공원이나 하이킹 코스에 가보고, 바다나 호수에서 수영을 하라.

운동을 고행으로 여기지 마라. 운동을 즐기다 보면 주변에서 예기치 않은 즐거운 자극이 계속 생겨날 것이다.

근력 운동은 세트로 꾸준하게

근력 운동은 적어도 1주일에 두 번은 해야 한다. 여기에는 다리, 몸통, 팔, 어깨의 주요 근육을 사용하는 특정 운동들을 최소한 8~10회 하는 것이 포함된다. 8~10회 반복하는 것을 한 세트로 적어도 한두 세트를 해야 한다. 근육 부상의 위험을 최소화하기 위해 준비 운동으로 스트레칭과 가벼운 체조를 충분히 해두는 것이 좋다. 유산소 운동도 마찬가지다. 집에 웨이트 머신이나 아령이 없다면 동네 헬스클럽이나 피트니스 센터에 등록해 시작한다. 전문 트레이너들이 웨이트 머신의 적절한 운동법을 친절하게 가르쳐 줄 것이다. 그렇게 일단 기초를 배우면 가정용 장비를 구입해서 매일 하고 싶을 것이다.

크로스 트레이닝—구석기인처럼 살기

걷기나 수영, 역도만을 권장하는 것은 아니다. 운동 프로그램에 근력 활동과 유산소 활동을 모두 포함시키도록 하라. 이는 구석기인들의 생활방식이자 가장 빠르게 건강을 증진하는 비법이다(동시에 부상도 예방한다).

걷기 운동 후에 다리가 아프거나 피곤하다면 다음 날은 건너뛰거나 상체 근육에 역점을 두는 역도를 하라. 수영은 중력을 일시적으로 무력화시켜 관절과 근육을 풀어 주는 훌륭한 운동이다. 주된 유산소 운동이 걷기나 달리기더라도 한 달에 몇 번은 수영을 하도록 하라. 수영은 달릴 때 끊임없이 몸에 가해지는 충격을 진정시키고 근육과 관절을 잘 풀어 줄 것이다. 크로스 트레이닝 머신과 자전거 운동 기구를 사용하는 것도 수영처럼 걷기나 달리기로 인한 스트레스를 완화하는 데 놀라운 효과가 있다. 근력 활동을 여러 유산소 활동과 번갈아가면서 하면 체력이 더 많이 좋아질 뿐 아니라 부상의 위험도 줄어들 것이다.

운동을 아무나 할 수 없는 멋지고 호사스러운 취미로 생각하라. 운동은 활력을 솟게 하고 건강과 행복을 가져다주는 기적의 영약이다! 운동은 당신의 놀라운 새 구석기 생활을 구가하는 멋진 파트너가 될 것이다.

구석기 다이어트로
살아가기

지금까지 나는 당신에게 문의 열쇠를 주었지만 문을 열어 줄 수는 없다. 난생처음으로 당신은 자연이 우리를 위해 마련해 준 음식을 먹고 날씬해지고 더 건강한 삶을 누릴 수 있게 되었다. 공복감 없이 활력과 꾸준한 변화를 느낄 수 있으려면 문을 열고 들어가 있어야 한다.

인류 원래의 식단은 다이어트 전문의의 처방이나 정부 권장안이 아닌 200만 년 이상 된 유전자의 정보를 따르기만 하면 된다. 이것은 불과 333세대 전 지구상의 모든 사람이 실행했던 식생활이다. 구석기시대 사람들은 구석기 다이어트를 따를 수밖에 없었다. 그때는 정제한 곡류, 설탕, 소금, 유제품, 기름진 고기, 가공식품은 존재하지 않았다. 불행하게도 건강과 체중의 관점에서 보면 당신에게 너무나 많은 선택권이 있다. 버거와 튀김과 콜라가 도처에 널려 있다. 하지만 건강에 좋은 과일과 채소와 살코기도 만만치 않다. 현명한 선택은 당신의 몫이다. 유전자가 이끄는 대로 선택하길 바란다.

어떻게 자신을 통제할 수 있을까? 어떻게 해야 우리는 항상 '착한' 선택을 할 수 있을까? 다음의 간단한 지침이 도움이 될 것이다.

착한 음식의 역할

우리의 수렵 채집인 조상들이 우리에게 알려 준 지혜를 따르자. 배고플 때 먹고 배부를 때 그만 먹어라. 말은 쉽지만 지키기는 어렵다. 많은 사람들이 음식을 남용하고 있다.

음식은 사랑이다. 어렸을 때 생일에 먹었던 케이크를 기억하는가? 그것은 따뜻함과 안도감을 주었다. 부모의 사랑이 녹아 있었기 때문이다. 많은 사람들이 여전히 달콤하고 기름진 디저트에서 사랑을 연상하며 어린 시절의 추억을 떠올린다. 그것은 괜찮다. 실제로 음식은 사랑과 결부되어야 한다. 그러니 사랑이 담긴 자연 본래의 음식으로 자신과 가족과 친구들을 사랑해 보는 것은 어떨까? 진짜 음식으로 우리의 몸을 사랑하고 보호하는 것은 어떨까? 통통한 바다가재 꼬리나 신선한 게 다리, 부드러운 아보카도 조각, 아몬드를 얹은 신선한 블랙베리 한 접시는 어떨까? 이런 음식들은 맛도 좋고 건강에도 좋다. 어린 시절의 사랑이 담긴 음식(쿠키, 케이크, 캔디, 아이스크림, 초콜릿 등)은 일시적으로 만족감을 줄 뿐 더 빨리 피곤하게, 졸리게, 몸을 붓게 만든다. 이런

음식들로 '자신을 사랑한 후에 오는 망가짐'을 깨닫는 일은 그리 오래 걸리지 않는다.

음식은 보상이다. 고등학교 졸업식 후, 결혼식이 끝나고, 직장에 취직한 후 저녁에 외식했던 일을 기억하는가? 당신은 멋진 식사로 지인들과 축하한다. 마땅히 그래야 한다. 그럴 자격이 있고 계속 그렇게 해야 한다. 하지만 많은 사람들이 거의 매일 음식에서 보상과 만족감을 찾는다. 음식으로 자신에게 보상하고 더욱 그렇게 하려고 한다. 그렇다면 맛있는 진짜 음식인 과일, 채소, 살코기로 자신에게 보상하라. 몸뿐만 아니라 마음에도 착한 보상은 필요하다.

음식은 지루함을 덜어준다. 금요일 저녁 하릴 없이 빈둥거리는데 냉장고에서 아이스크림 한 통이 있다면 먹지 않을 수 있겠는가? 오후에 집에 혼자 있는데 오븐에서 갓 꺼낸 초콜릿 칩 쿠키가 있다면 어쩌겠는가? 구석기 다이어트를 실천하면 이런 먹을 수밖에 없는 상황은 더 이상 문제가 되지 않을 것이다. 집에 많은 음식이 있겠지만 모두 과일과 채소, 살코기와 해산물일 테니까. 입이 심심하면 마음껏 먹도록 하라. 식욕이 그만 먹을 때를 저절로 알려줄 테니까 마음 놓고 먹어라. 당신은 아마도 아이스크림 한 통과 쿠키 한 접시가 싹 없어져야 먹기를 그칠 것이다. 하지만 닭가슴살, 즙 많은 새우, 신선한 귤로 배를 채운다면 저절로 '정지'할 때를 알게 될 것이다. 이런 음식으로 일상의 지루함을 덜어내라. 살은 빠지면서도 에너지는 차오를 것이다.

하루하루를 착하게 즐겨라

당신이 지구상의 사람들과 같다면 아마도 곡류, 유제품, 콩류, 소금, 정제 설탕, 기름진 고기, 가공식품과 음료를 먹지 않고 단 하루도 보낸 적은 없을 것이다. 그래도 일단 한 번 그런 음식을 먹지 않도록 해보자! 하루 동안 오로지 과일과 채소, 살코기만을 먹는 식사에 도전해 보라. 신기하게도 배고픔을 느끼지 않을 것이다. 이런 음식을 배가 부를 때까지 실컷 먹어라. 비타민 결핍증이나 미네랄 결핍증에 걸리지 않는다고 보장할 수 있다. 오히려 그런 영양소가 남아돌 것이다. 직접 느껴 보라. 다음 날 아침 일어날 때 몸 상태가 어떤지 확인해 보라.

둘째 날에는 하루 종일 구석기 다이어트의 원칙을 따르라. 당신은 할 수 있다. 배가 고프거나 입이 심심하면 과일이나 식은 닭가슴살, 별책에 나오는 훌륭한 구석기 간식을 먹도록 하라. 그리고 자신의 에너지 수준을 관찰해 보라. 희망찬 하루를 기대하며 긍정적이고 활기찬 기분으로 가뿐하게 일어나고 싶은가? 오전 중반이나 오후 중반의 슬럼프 없이 좋은 컨디션을 유지하고 싶은가? 이제 시작일 뿐이다. 대부분의 사람들은 구석기 다이어트를 실천한 지 며칠 만에 컨디션이 좋아지는 신호가 나타난다고 말한다.

하지만 최상의 미래는 아직 오지 않았다. 며칠 내에 살이 급격히 빠지고 적정 체중에 도달할 때까지 꾸준하게 체중이 줄어들 것이다. 일부 사람들은 그렇게 되기까지 한 달이나 두 달이 걸린다. 심한 비만인 사람들은 6개월이나 그 이상이 걸린다. 하지만 중요한 것은 구석기 다이어트의 원칙을 따르는 한 계속해서 살이 빠진다는 사실이다.

체중 감량이 제1목표라면 한두 달 안에 변해 있을 자신의 모습을 머릿속에 그려 보라. 살이 빠지기 시작하면서 자신감이 솟을 것이다. 옷이 헐렁해지기 시작할 것이다. 좋다. 당신은 제대로 나아가고 있다! 사람들은 당신이 날씬해졌다고 비결을 묻기 시작할 것이다. 이런 뚜렷한 개선에서 성취감을 맛보라. 구석기 다이어트에 싫증이 날 때는 매일 아침 얼마나 기분이 좋았는지를 상기하라. 이것이 가장 효과적인 방법이다. 하루하루가 중요하다. 그런 하루가 3주만 쌓이면 어느새 체중 감량 목표에 도달할 것이다(무엇이든 21일 동안 계속하면 습관이 되는 '21일의 법칙'을 실천해 보라. 습관이 일상이 되면 몸과 삶이 바뀐다).

당신은 또한 오랫동안 감내했거나 무시해 왔던 많은 건강 문제들이 개선되기 시작한다는 사실을 알아차리게 될 것이다. 아침에 관절이 더 이상 뻣뻣하지 않고 코도 시원하다. 피부와 머리가 더 윤이 나고 부드러워진다. 속쓰림과 소화불량은 과거의 일이 된다. 그리고 난생처음으로 변비나 과민성 대장 증후군이 사라진다!

고혈압, 고콜레스테롤, 제2형 당뇨병 같은 더 심각한 건강 문제가 있는 사람도 구석기 다이어트를 실천한 지 몇 주 안에 증세가 개선되었다.

자, 이제 당신에게 인류 원래의 식생활로 건강의 문을 여는 열쇠가 주어졌다. 구석기 다이어트를 평생 실천하는 데 심장병, 제2형 당뇨병, 고혈압, 다른 대사증후군 질환을 예방하고 치유하는 것보다 더 필요한 이유가 있을까? 이런 식생활에서는 대사증후군의 알려진 원인 또는 의심되는 원인이 빠져 있으니 암의 발병 위험 역시 사라질 것이다.

선택은 당신의 몫이다. 위험은 전무하고 이익은 많다. 활력과 날씬한 몸매를 위해 착하게 먹어라. 그리고 매 순간을 즐기는 것도 잊지 마라! 가뿐한 몸과 산뜻한 기분을 위해.

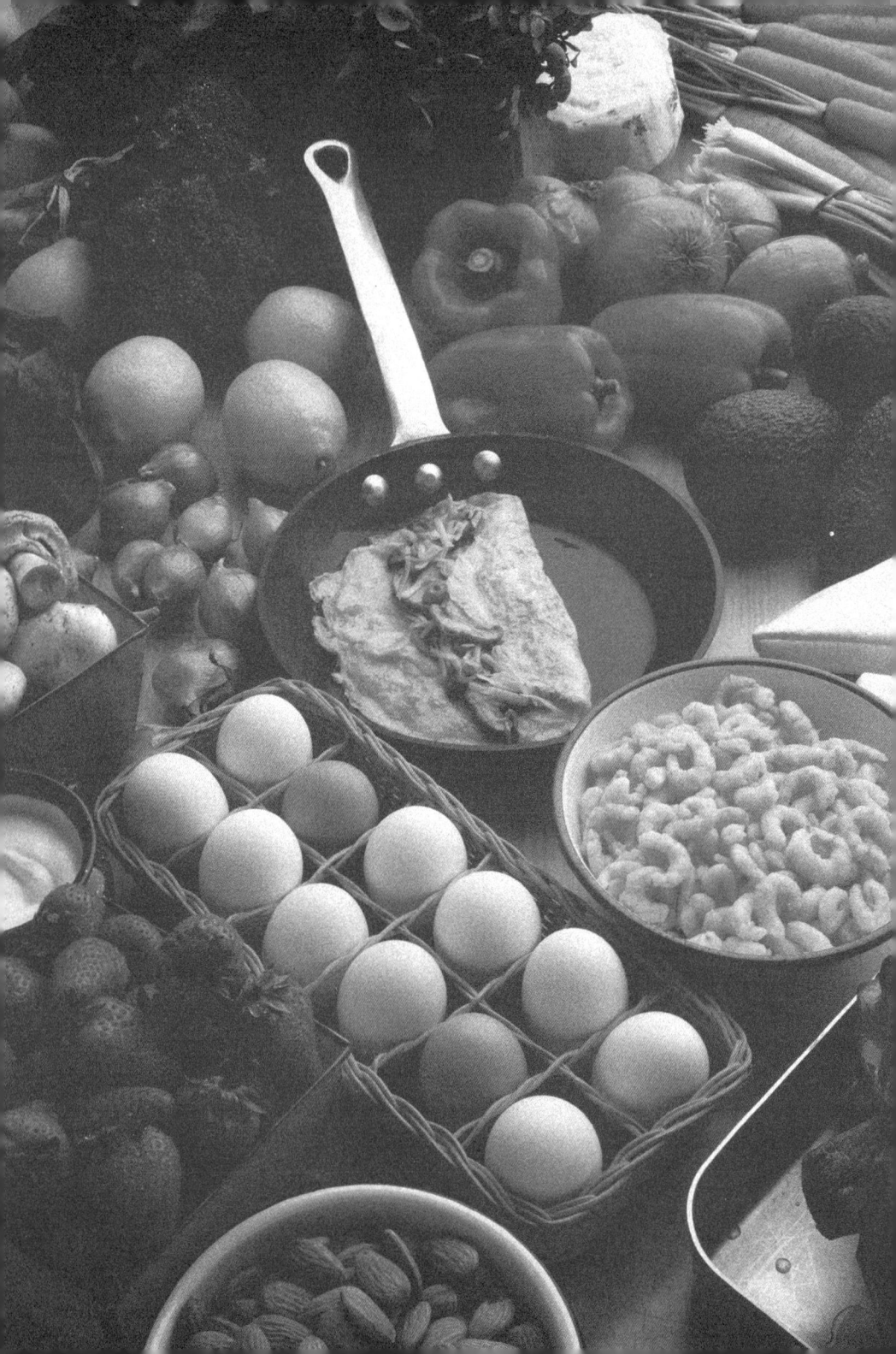

04
구석기 다이어트 레시피

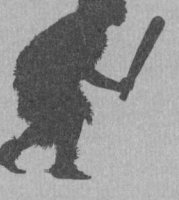

- 생선과 해산물
- 저지방 가축 고기 요리
- 야채 요리

구석기 다이어트는 제지방 동물성 단백질과 비전분질 채소에 기반을 두되 밀이나 다른 글루텐 곡물, 유제품, 콩류, 가공 지방과 설탕을 완전히 배제하는 식이요법이다. 당신의 식단에 싱싱한 살코기, 과일, 채소를 되찾고 공산품 같은 가공식품을 배제하는 순간, 비만과 문명병에서 제외될 수 있을 것이다.

시작하기 전에

현대의 식품으로 구석기 요리를 할 때 다음 재료가 들어가지 않았는지 확인하라.

- 곡류
- 땅콩을 포함하는 콩류
- 유제품
- 소금
- 이스트(구운 곡물 식품, 절인 식품, 식초, 발효 식품, 이스트가 든 모든 발효 음료. 이런 음료는 자가면역 질환이 있는 사람에게 문제를 일으킬 수 있다)
- 정제 설탕
- 감자

- 첨가 지방(제한된 양으로 허용된 기름은 제외)

   가축 고기의 살코기 부위를 선택하라. 굽고 찌고 약간의 기름에 볶는 방식으로 단순하게 요리하라.

석기시대 식품으로
대체하기

소금 마늘가루, 양파가루, 레몬즙, 라임즙, 무염 레몬 페퍼, 카이엔 페퍼, 고춧가루, 무염 혼합 향신료, 검은 후추, 강황, 정향 가루, 셀러리 씨, 고수 씨, 소두구(생강과) 씨 가루로 대용하라. 실제로 어떤 향신료나 혼합 향신료든 소금 대신에 이용할 수 있다. 단 저염도 소금이나 염화칼륨 소금은 권장하지 않는다. 나트륨과 마찬가지로 염화물도 건강에 좋지 않기 때문이다.

식초 갓 짠 레몬즙이나 라임즙으로 대신하라. 토마토가 들어간 요리에는 라임즙으로 식초를 대신한다. 과일 요리에는 보통 레몬즙을 사용한다.

버터/지방 버터, 마가린, 쇼트닝, 라드는 올리브유, 아마씨유, 호두기름, 아보카도기름으로 대신하라. 올리브유는 놀라운 풍미를 가지고 있고 건강에 좋은 불포화 지방이 풍부하지만 오메가-6와 오메가-3의 비율이 좋지 않다. 아보카도 기름도 마찬가지다. 이 두 기름은 자주 아마씨유나 호두기름 같은 오메가-6와 오메가-3 비율이 더 나은 기름들과 함께 사용해야 한다. 요리에 사용해야 하는 유일한 기름은 올리브유다. 아마씨유와 호두기름은 요리하는 동안 독성 부산물을 생성할 수 있다.

설탕 어떤 종류의 설탕이든, 심지어 천연 설탕(벌꿀, 메이플 시럽, 사탕수수)도 구석기시대 조상들의 주된 식품이 아니었다. 구석기 다이어트에서 당분은 농축된 소스가 아니라 과일과 채소에서 얻어야 한다. 단 레몬즙과 향신료(시나몬, 민트 잎, 생강, 바닐라)로 맛을 낸 과일 퓌레는 소스와 조미료와 디저트의 단맛을 내는 데 사용할 수 있다.

알코올 알코올음료 또한 구석기시대 식품이 아니었다. 이따금 마시는 와인, 맥주, 증류주 한 잔으로 제한해야 한다. 와인은 소금이 들어 있지 않는 한(조리용 포도주에는 소금이 들어 있다), 고기의 잡내를 없애거나 풍미를 더해주는 데 사용할 수 있다. 이런 용도라면 와인에 들어간 알코올과 설탕의 양은 무시해도 된다. 또한 와인에는 건강에 좋은 식물성 화학물질과 항산화제가 들어 있다. 단 자가면역 질환을 앓는 사람은 술

속의 알코올과 이스트가 잠재적으로 문제를 일으킬 수 있으니 멀리하는 편이 좋다.

곡류　견과류 가루(아몬드, 피칸, 호두, 개암)는 건강식품점 등에서 구입할 수 있는데, 소스를 걸쭉하게 하거나 조미료에 맛을 더하는 데 사용할 수 있다. 다시 말하는데, 견과류는 조금만 사용해야 한다. 과도하게 먹거나 기름, 벌꿀, 말린 과일, 과일 퓌레와 혼합하여 사용하면 식단의 균형을 깨뜨려 건강을 해칠 수 있기 때문이다. 구석기 다이어트에서 탄수화물의 주 섭취원은 견과류 가루, 벌꿀, 과일즙, 과일 퓌레가 아니라 과일과 채소다.

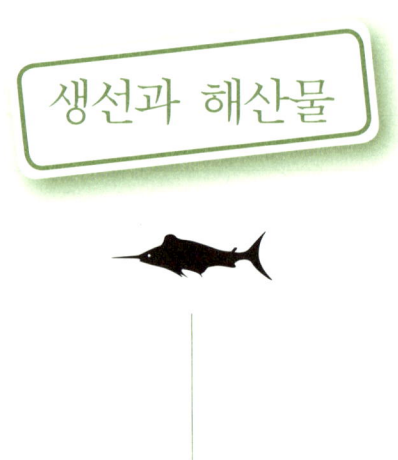

생선과 해산물

∘케이준 메기구이

메기 910g, 검은 후추 1과1/2작은술, 올리브유 4큰술, 카이엔 페퍼 1/2작은술, 다진 마늘 1쪽, 강황 1/2작은술, 갓 짠 레몬즙 3큰술

메기를 깨끗이 씻어 올리브유를 약간 두른 베이킹 팬에 담는다. 나머지 올리브유를 소스 팬에 두르고 마늘을 볶는다. 레몬즙과 나머지 향신료를 메기 위에 골고루 뿌린다. 350도의 열로 20분 동안 굽는다. 3~4인분.

∘대구구이

대구 살코기 450g, 레몬즙 2큰술, 화이트와인 1/2컵, 말린 딜 1큰술, 얇게 썬 노란 양파 1/4개, 강황 1작은술

대구를 찬물에 깨끗이 씻어 얕은 베이킹 팬에 담는다. 화이트와인을 붓는다. 썬 양파를 대구 위에 골고루 펼쳐 넣고 레몬즙, 딜, 강황을 뿌린다. 호일로 덮고 20분 동안 375도의 열로 굽는다. 2~3인분.

º허브(라임과 딜)을 넣은 게

익혀서 살을 추려내 냉장 보관한 게 큰 것 2마리, 라임즙 2큰술, 파프리카 2작은술, 라임 조각 2~3개, 말린 딜 가루 2작은술, 곱게 다진 파슬리 3~4줄기

게살에 라임즙을 뿌리고 파프리카와 딜을 뿌린다. 파슬리를 얹고 라임 조각을 곁들여 낸다. 2인분.

º이탈리아식 해덕 구이

해덕 910g, 갓 다진 파슬리 6큰술, 올리브유 6큰술, 말린 바질 1작은술, 다진 마늘 6쪽, 딜 씨 1작은술, 검은 후추 1/8작은술, 다진 붉은 양파 1개, 다진 피망 1개 분량, 레몬즙 2큰술, 토마토 4조각

해덕을 찬물에 깨끗이 씻어 따로 둔다. 묵직한 팬에 기름을 두르고 마늘과 양파를 무를 때까지 볶는다. 피망을 넣고 무를 때까지 약한 불로 계속 볶는다. 토마토, 파슬리, 바질, 딜, 검은 후추를 넣는다. 불을 끄고 베이킹 팬의 바닥에 완성된 소스의 절반을 펴 넣는다. 그 위에 해덕을

올려놓은 후 나머지 소스를 골고루 붓는다. 레몬즙을 뿌린다. 호일로 덮고 15분 굽는다. 4인분

○ 홍합찜

껍데기를 까지 않은 신선한 홍합 450g, 딜 1작은술, 물 1/2컵, 갓 짠 레몬즙 1큰술, 다진 마늘 1쪽, 드라이 화이트와인 1/2컵, 올리브유 2큰술

입이 벌어질 때까지 홍합을 찐다. 홍합을 찌는 동안 올리브유에 마늘을 볶는다. 딜, 레몬즙, 와인을 넣는다. 홍합의 입이 벌어지면 차림용 접시에 담은 후 완성된 양념을 홍합에 붓는다. 2인분

○ 카레 소스를 부은 연어 스테이크

연어 스테이크 230g짜리 2개, 후추 1/2작은술, 카레가루 2작은술, 닭 육수(무염) 1컵, 강황 1작은술, 화이트와인 4작은술

연어를 씻어 얕은 베이킹 팬에 담는다. 육수에 카레, 강황, 후추를 섞어 연어에 붓는다. 화이트와인을 붓고 호일로 덮는다. 20분 동안 굽는다. 2인분.

˚셰이 로레인의 연어 구이

연어 스테이크 4개(800~910g), 곱게 다진 차이브 2큰술, 레몬즙 4큰술, 라임 약간, 딜 1작은술

연어 스테이크를 각각 감쌀 만한 크기의 호일에 올려놓는다. 각 스테이크에 레몬즙을 붓고 딜을 뿌린 다음 호일로 감싸고 20분 동안 오븐에 굽는다. 연어에 차이브와 라임 조각을 뿌려 낸다. 4인분.

˚새우를 채운 아보카도

껍질을 벗기고 2등분하여 씨를 빼낸 아보카도 4개, 양파가루 1큰술, 익힌 샐러드용 작은 새우 1개 반컵, 검은 후추 1작은술, 레몬즙 1큰술, 파프리카 1큰술

차림용 접시에 아보카도를 자른 면이 위로 향하도록 담는다. 중간 크기의 믹싱 볼에 새우, 양파가루, 후추를 넣고 버무린다. 새우 섞은 재료를 스푼으로 떠서 아보카도에 넉넉히 채운 후 그 위에 파프리카를 뿌려 낸다. 4인분.

˚알래스카 새우 바비큐

껍질을 벗겨 찐 왕새우 1,130g, 후추 1/6작은술, 올리브유 1/4컵, 레몬즙 2큰술, 다진 마늘 3쪽, 신선한 라임 2조각, 파프리카 1/8작은술, 신선한 파슬리 3~4줄기

익힌 새우를 큰 그릇에 담는다. 다른 그릇에 올리브유, 마늘, 파프리카, 후추, 레몬즙을 넣고 버무린다. 버무린 양념을 새우에 바른 다음 달군 그릴에 놓고 1~2분 동안 굽는다. 새우를 뒤집어서 1~2분 더 익힌다. 라임 조각과 파슬리를 얹어 장식한다. 3~4인분.

º타호 새우 샐러드

익힌 샐러드용 작은 새우 450g, 레몬즙 2큰술, 붉은 양파 1/2개 다진 것, 다진 상추 3컵, 말린 딜 1큰술, 삶은 달걀 1개 얇게 자른 것, 파프리카 1큰술

새우를 씻어 물기를 제거한 후 따로 둔다. 작은 그릇에 양파, 딜, 파프리카, 레몬즙을 넣어 버무린다. 새우와 한데 섞는다. 새우 샐러드를 상추 위에 놓고 그 위에 삶은 달걀 조각을 얹어 낸다. 2인분.

º풍미 가득한 소스 붉돔

붉돔 살코기 910g, 올리브유 1/4컵, 후추 1작은술, 마늘 2쪽, 토마토 2조각, 얇게 자른 스캘리언 4개, 라임즙 1/2컵, 레몬즙 2큰술, 다진 청피망 1/2개 분량, 다진 홍피망 1/2개 분량,

팬에 기름을 두르고 마늘이 노릇노릇해질 때까지 볶는다. 여기에 붉돔을 넣은 후 라임즙과 레몬즙을 뿌린다. 후추를 골고루 뿌린 다음 토마토, 스캘리언, 청피망, 홍피망을 넣는다. 뚜껑을 덮고 15분 동안 뭉근히 끓인다. 고수 잎을 얹어 장식한다. 4인분.

°브록웨이 참치 샐러드

날개다랑어 통조림 1캔, 잘게 썬 상추 1컵, 다진 붉은 양파 1/2개 분량, 다진 셀러리 1/2컵, 아마씨유 1큰술, 레몬즙 1큰술, 피멘토 1작은 병(무염), 파프리카 1작은술, 오메가-3 마요네즈 1/2컵, 후추 1/2작은술

물기 뺀 참치를 체에 넣고 깨끗이 씻어 남은 소금기를 제거한다. 믹싱 볼에 참치, 양파, 셀러리, 피멘토, 마요네즈를 넣어 골고루 버무린다. 상추를 아마씨유와 레몬즙으로 버무린 다음 중간 크기의 차림용 접시에 깔아 놓는다. 참치 섞은 재료를 상추가 깔린 접시에 얹는다. 파프리카와 후추를 뿌려 맛을 낸다. 1인분.

저지방 가축 고기 요리

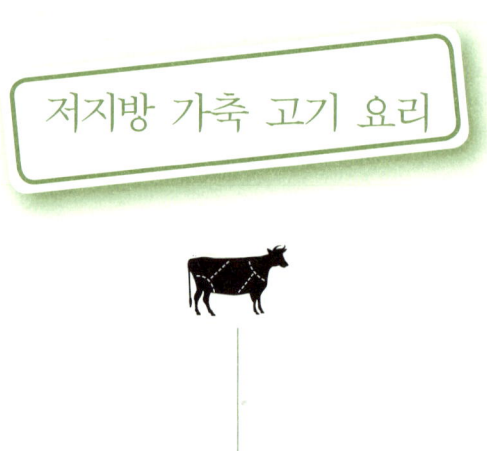

소고기

○소고기 야채 볶음

한입 크기로 얇게 자른 등심 스테이크 340g, 올리브유 2큰술, 셀러리 2개 다진 것, 압착한 마늘 1쪽, 얇게 자른 당근 110g, 부르고뉴 와인 1/4컵, 얇게 자른 버섯 110g, 노란 양파 1개(얇게 자른 것), 홍피망 1개(씨앗을 제거하고 길쭉하게 자른 것)

올리브유 1큰술을 두른 팬에 소고기와 와인 1/8컵과 마늘을 넣고 소고기가 노릇해질 때까지 볶는다. 팬에서 꺼낸다. 팬에 나머지 기름을 두른다. 양파, 홍피망, 셀러리, 당근을 넣고 양파가 무를 때까지 약 4분 동안 볶는다. 나머지 와인을 넣는다. 버섯과 레몬즙을 넣은 후 3분 이상 센 불로 볶는다. 볶은 야채와 고기를 섞는다. 2인분.

°오메가 미트볼

간 소살코기 450g, 오메가-3 강화 달걀 1개 깨서 푼 것, 올리브유 1큰술, 마늘가루 1/4 작은술, 당근 1개 강판에 간 것, 양파가루 1/4작은술, 스캘리언 1개 잘게 썬 것

모든 재료를 섞어 작은 볼을 만든다. 미트볼을 올리브유를 두른 파이렉스 팬에 넣는다. 뚜껑을 덮고 30분 정도 350도의 열로 굽는다. 2~3인분.

°소고기와 시금치 스크램블

간 소 살코기 450g, 씻어 찐 시금치 1컵, 올리브유 2큰술, 바질 1작은술, 스캘리언(봄양파) 3개 다진 것, 오메가-3 강화 달걀 4개 스크램블한 것, 후추 1작은술

크고 묵직한 팬에 올리브유를 두른다. 소고기, 스캘리언, 마늘, 후추, 바질을 넣는다. 고기가 완전히 노릇노릇해질 때까지 약한 불로 익힌다. 시금치를 넣고 5분 동안 저어가며 중불에 볶는다. 달걀을 넣고 약 1분 동안 더 볶는다. 4인분.

°소고기 양배추 롤

간 소살코기 680g, 양배추 1통, 중간 크기의 붉은 양파 1개 다진 것, 오메가-3 강화 달걀 2개, 중간 크기의 토마토 6~8개 껍질을 벗겨 퓌레로 만든 것, 후추 1/4작은술, 다진 마늘 1쪽 분량, 오레가노(꽃박하) 1작은술

양배추를 씻고 중앙의 심을 제거한다. 5분 동안 숨이 죽고 약간 흐물흐물해질 때까지 찐다. 양배추를 꺼내 따로 둔다. 나머지 모든 재료를 섞되 토마토퓌레 1/3컵은 남겨 둔다. 각각의 양배추 잎에 고기 섞은 재료를 채워 돌돌 만다. (유리) 베이킹 팬에 담는다. 남은 토마토퓌레를 롤에 펴 바른 다음 호일로 덮는다. 한 시간 동안 350도의 열로 굽는다. 4~6인분.

º구석기 방식의 미트 로프

간 소 살코기 910g, 다진 파슬리 1/2컵, 붉은 양파 2개 곱게 다진 것, 커민 2작은술, 양파 4쪽 다진 것, 후추 1작은술, 다진 홍피망 1/2개 분량, 오메가-3 강화 달걀 3개 깨서 푼 것, 다진 고수잎 1/2컵, 올리브유 2큰술

모든 재료를 큰 믹싱 볼에 넣어 버무린다. 버무린 재료를 베이킹 팬에 골고루 펴 넣는다. 45분 또는 잘 익을 때까지 굽는다. 8인분.

º부르고뉴 와인을 넣은 소고기 로스트

소고기 로스트 1개(910~1,360g), 부르고뉴 와인 1컵, 붉은 양파 1개(깍둑썰기 한 것), 큰 토마토 6개 자른 것, 레몬즙 2큰술, 검은 후추 1/4작은술, 올리브유 3큰술, 다진 마늘 2쪽 분량, 말린 겨자 1큰술

뚜껑 달린 깊은 팬에 고기를 담는다. 다른 모든 재료를 섞어 고기 위에 붓는다. 뚜껑을 덮고 한 시간 정도 350도의 열로 굽는다. 굽는 동안 두세 차례 국물을 끼얹어 준다. 6인분.

닭고기

°케니의 매콤한 닭가슴살 바비큐

닭가슴살 4개 2등분한 것, 레몬즙 2큰술, 다진 세이지 1작은술, 오렌지즙 1큰술, 볶아 으깬 회향 씨 1작은술, 스캘리언 2개 다진 것, 다진 타라곤(쑥의 일종) 1작은술, 다진 백리향 1작은술, 후추

커다란 볼에 닭고기를 제외한 모든 재료를 넣는다. 잘 버무려 양념장을 만든다. 볼에 닭고기를 담고 양념장을 골고루 묻힌 다음 한두 시간 재워 둔다. 바비큐용 그릴이나 석쇠에서 닭고기를 중불로 굽는다. 다 익을 때까지 닭고기를 수시로 뒤집어 가며 양념장을 바른다. 4인분.

°알타미라 스터프트 통닭

큰 닭 1마리, 닭 간 3~4개 다진 것, 사과 1개, 붉은 양파 1/2개 다진 것, 호두 1/2컵, 올리브유 1큰술, 셀러리 1/4컵, 피노누아 레드와인 1/2컵, 건포도 1/4컵

양파가 무를 때까지 기름에 볶는다. 여기에 다진 닭 간을 넣고 노릇해질 때까지 익힌다. 건포도, 호두, 셀러리, 사과, 와인을 넣은 후 5분 동안 뭉근히 끓인다. 섞은 재료를 통닭에 채운 다음 팬에 넣어 뚜껑을 덮고 익을 때까지 400도의 열로 굽는다. 3~4인분.

○ 닭고기 생강 야채 볶음

익힌 닭가슴살 2컵, 생강가루 1작은술, 올리브유 1/2컵, 닭고기 수프 1컵(무염), 다진 마늘 2쪽 분량, 다진 셀러리 1/2컵, 붉은 양파 1/2개 얇게 자른 것, 얇게 자른 당근 1컵, 피망 1/2개 얇게 썬 것

묵직한 팬에 기름을 두르고 마늘과 양파를 넣어 볶는다. 나머지 재료를 넣고 야채가 무를 때까지 뭉근히 끓인다. 4인분.

○ 닭고기 카시아토레

토막낸 통닭 2마리, 토마토 8개, 얇게 썬 버섯 1컵, 셀러리 줄기 4대, 후추 1작은술, 오레가노 1작은술, 붉은 양파 1개 얇게 썬 것, 바질 1작은술, 파슬리 1작은술, 물 1/2컵

닭고기 조각을 커다란 베이킹 팬에 담는다. 후추와 오레가노를 뿌린다. 양파, 버섯, 셀러리를 닭고기 위에 얹는다. 물 1/2컵을 부어 팬의 바닥을 채운다. 닭고기 위에 토마토를 펴 넣고 바질과 파슬리를 뿌린다.

닭고기가 익을 때까지 325도의 열로 굽는다. 6인분.

송아지고기

○ 송아지 살사찜

1.3cm 두께로 자른 송아지고기 910g, 토마토 살사 2컵

송아지고기 조각을 도기 냄비에 넣고 살사를 부은 다음 1시간 동안 약한 불로 조리한다. 냄비에서 꺼낸 고기 위에 남은 살사를 붓는다. 4인분.

○ 토마토 살사 만드는 법

큰 토마토 6개 깍둑썰기 한 것, 라임즙 1/2컵, 양파 1개 다진 것, 다진 마늘 3쪽 분량, 후추 1작은술, 곱게 다진 고수 잎 1/3컵

모든 재료를 한데 섞어 잘 버무리면 2컵이 만들어진다.

○ 시실리아식 송아지 갈빗살 스튜

송아지 갈빗살 8대, 껍질을 벗기고 끓여 으깬 토마토 910g, 다진 파슬리 1큰술, 올리브유 4큰술, 다진 마늘 2쪽 분량, 후추, 오레가노 1큰술

04 구석기 다이어트 레시피

큰 팬에 기름을 두르고 갈빗살이 노릇해질 때까지 익힌다. 후추로 간을 맞춘다. 오레가노와 파슬리를 뿌린다. 마늘과 토마토를 넣는다. 뚜껑을 덮고 30분 정도 고기가 연해질 때까지 뭉근히 끓인다. 8인분.

돼지고기

○ 닭 간을 채운 돼지 갈빗살

돼지 갈빗살 6대, 닭 간 6개 다진 것, 다진 버섯 230g, 올리브유 4큰술, 곱게 다진 파슬리 1큰술, 후추

갈빗살에 칼을 밀어 넣고 벌려 틈을 만든다. 닭 간과 버섯을 올리브유 2큰술에 볶는다. 갈빗살에 후추로 간을 맞추고 파슬리를 넣는다. 갈빗살 사이에 닭 간 섞은 재료를 채워 넣고 꼬챙이를 꿰어 틈을 막는다. 묵직한 팬에 나머지 기름을 두르고 갈빗살을 넣고 센 불에 양쪽 겉면만 익힌다. 커다란 팬에 옮겨 담은 후 고기가 익을 때까지 350도의 열로 굽는다. 6인분.

○ 매콤한 양념을 바른 돼지 안심 구이

돼지 안심 살코기 450g, 다진 마늘 1쪽 분량, 올리브유 2큰술, 파프리카 1큰술, 레드와

인 1큰술, 말린 겨자 1큰술, 고수가루 1큰술

마늘과 향신료들을 절구에 섞어 넣고 찧는다. 기름과 와인을 넣어 반죽을 만든다. 반죽을 잘라 놓은 돼지고기에 발라 한 시간 정도 놔둔다. 돼지고기를 불에서 6~8cm 아래에 놓거나 또는 팬 위에서 원하는 정도로 익을 때까지 굽는다. 4인분.

°이솔라 돼지 갈빗살 구이

돼지 갈빗살 4대, 토마토 4개 4등분한 것, 가지 썬 것 1과1/2컵, 자른 버섯 450g, 얇게 자른 주키니 호박 2컵, 백리향 1/4작은술, 바질 1/4작은술, 다진 파슬리 1/4작은술, 후추 1/2작은술, 다진 마늘 1쪽 분량, 올리브유 1큰술, 월계수 잎 1장

기름과 돼지 갈빗살을 제외한 모든 재료를 한데 섞는다. 베이킹 팬에 기름을 두른다. 채소와 양념 섞은 것을 바닥에 두껍게 쌓고 그 위에 돼지 갈빗살을 놓는다. 뚜껑을 덮고 한 시간 동안 350도의 열로 굽는다. 채소는 별도의 접시에 담아낸다.

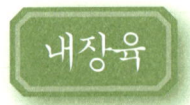

○ 로리의 간과 양파 스튜

송아지 간 910g, 올리브유 1/4컵, 로즈마리 1/2작은술, 붉은 양파 1개 얇게 자른 것, 다진 마늘 2쪽 분량, 부르고뉴 와인 1/2컵, 바질 1/2작은술

묵직한 팬에 기름을 두른다. 양파, 마늘, 바질, 로즈마리를 넣고 양파가 무를 때까지 볶는다. 송아지 간을 넣고 불을 줄여 10분 동안 뭉근히 끓인다. 와인을 붓고 15분 더 뭉근히 끓인다. 4인분.

○ 닭 간볶음

닭 간 910g, 양파 1개, 피망 1개, 올리브유 2큰술, 다진 마늘 2쪽 분량, 부르고뉴 와인 1/4컵.

와인 1/8컵을 섞은 기름에 양파, 마늘, 피망을 볶는다. 닭 간과 나머지 와인을 넣는다. 닭 간이 노릇노릇해질 때까지 볶는다. 4인분.

야생 고기

○ 버펄로 버거

간 버펄로 고기 910g, 붉은 양파 1/2개 잘게 썬 것, 다진 마늘 2쪽 분량, 바질 1큰술, 오레가노 1큰술, 후추 2작은술

커다란 믹싱 볼에 모든 재료를 넣고 잘 버무린다. 고기를 패티로 만든 다음 그릴이나 석쇠에서 약한 불에 자주 뒤집어 가며 굽는다. 4인분.

○ 연한 버펄로 로스트

버펄로 로스트 1,360~1,810g, 붉은 양파 1개 다진 것, 작은 순무 1개 다진 것, 다진 마늘 2쪽 분량, 다진 파슬리 3큰술, 레드와인 1컵, 물 1/3컵, 후추 1/2작은술

고기를 커다란 베이킹 팬에 담는다. 나머지 모든 재료를 넣는다. 뚜껑을 덮고 20분 동안 400도의 열로 익힌다. 얇게 잘라 차림용 접시에 담는다. 남은 육즙을 고기 위에 부어 낸다.

○ 로키 마운틴 엘크 스테이크

중간 크기의 엘크 스테이크 4개, 붉은 양파 1/2개 얇게 자른 것, 다진 마늘 2쪽 분량, 세이지가루 1작은술, 올리브유 1/2컵, 바질 1작은술, 로즈마리 1작은술, 부르고뉴 와인 1컵

스테이크를 깨끗이 씻어 베이킹 팬에 담는다. 다른 팬에는 올리브유를 넣고 약한 불에 마늘, 양파, 향신료들을 무를 때까지 볶는다. 와인을 넣고 저은 다음 불을 끈다. 소스를 엘크 스테이크 위에 붓는다. 원하는 대로 익을 때까지 서서히 굽는다. 4인분.

°과일과 피칸을 채운 꿩고기 로스트

꿩 1마리(910~1,360g), 정향 3개, 올리브유 1/4컵, 생강 1/2개, 갓 빻은 후추 1큰술, 굵게 썬 말린 살구 1/2컵, 마늘가루 1큰술, 강판에 간 오렌지 껍질 1/2작은술, 오렌지즙 1과1/2컵, 다진 피칸 1컵, 건포도 1/2컵

오븐을 350도로 예열한다. 꿩고기를 씻어 물기를 제거한 다음 올리브유를 안팎에 바른다. 후추와 마늘가루를 꿩고기의 안팎에 뿌린다. 소스 팬에 오렌지즙, 건포도, 정향을 넣고 버무린다. 끓인 다음 불을 줄이고 5분 동안 뭉근히 끓인다. 섞은 재료의 물기를 빼고 정향을 버리고 오렌지즙과 건포도는 따로 둔다. 믹싱 볼에 오렌지즙, 건포도, 생강, 살구, 오렌지 껍질, 피칸을 넣고 섞는다. 잘 버무려서 꿩고기에 채워 넣는다. 로스트용 팬에 꿩고기를 가슴 부위가 위로 향하도록 놓고 약 30분 동안 굽는다. 굽는 동안 남은 오렌지즙을 자주 발라 준다. 꿩고기를 차림용 접시에 담고 로스트용 팬의 국물을 위에 끼얹어 준다. 2인분.

○ 허브 사슴고기 스테이크 바비큐

사슴고기 스테이크 4개(1개당 110g), 다진 로즈마리 2큰술, 다진 마늘 2큰술, 다진 백리향 2큰술, 올리브유 1/4컵, 갓 빻은 후추

믹싱 볼에 허브와 올리브유를 혼합하여 양념장을 만든다. 사슴고기 스테이크를 양념장에 재워 냉장고 안에 4시간 동안 넣어 둔다. 양념장에서 스테이크를 꺼내 기름을 빼낸다. 그릴: 스테이크를 그릴에 놓고 후추로 간한 다음 양념장을 수시로 발라 준다. 잘 익을 때까지 스테이크를 한 면당 2~4분 정도 굽는다. 석쇠: 스테이크를 오븐의 브로일러에 놓고 한 면당 약 5분 동안 또는 원하는 대로 익을 때까지 굽는다. 4인분.

말린 고기(육포)

○ 소고기 육포

소 살코기 910g — 폭 2.5cm, 두께 0.3cm 근육의 결을 따라 길게 자른 것

육포는 식품 건조기를 사용하면 쉽게 만들 수 있다. 소고기 조각을 가정용 식품 건조기에 넣고 쫄깃해질 때까지 건조시킨다(보통 하룻밤이 걸린다). 또는 기름을 바르지 않은 쿠키용 종이를 오븐에 깔고 소고기 조

각을 넣어 건조시킨다. 오븐의 굽는 온도를 가장 낮은 온도에 맞추고 문을 열어 놓는다. 온도는 140~150도를 유지한다. 건조 시간은 오븐에 따라 다르지만 보통 4~12시간이 걸린다. 기다림 끝에 쫄깃한 육포가 완성된다.

°양념 소고기 육포

소 살코기 910g — 폭 2.5cm, 두께 0.3cm 근육의 결을 따라 길게 자른 것(* 대부분의 고기는 건조시킬 수 있다. 돼지고기, 사슴고기, 버펄로 고기, 가금류 고기와 생선으로도 시도해 보라.)

칠리가루, 카레 파우더(강황), 마늘가루, 양파가루, 레몬 페퍼, 커민, 말린 겨자, 후추

중간 크기의 주발에 위에 열거한 모든 향신료를 넣고 섞어 드라이 럽(말린 가루만 섞은 양념)을 만든다. 입맛과 상상력이 이끄는 대로 기호에 따라 각 향신료의 양을 달리한다. 어렵다면 커민, 마늘가루, 후추, 강황을 똑같은 양으로 맞추면 된다. 고기 조각을 향신료 드라이 럽이 담긴 주발에 넣고 30분 동안 재워 둔다. 시간이 있으면 뚜껑 있는 주발에 고기를 재워 두고 하룻밤 냉장고에 보관하는 것이 더 좋다. 그런 다음 건조하면 독특한 풍미의 육포가 완성된다.

○ 말린 연어

연어 살코기 910g — 폭 1.3~2.5cm, 두께 0.3cm로 자른 것. 껍질도 버리지 않고 사용한다. 양식 연어보다 자연산 연어의 맛이 훨씬 좋다.

연어도 소고기 육포와 같은 방법으로 말리면 된다. 연어 조각을 가정용 식품 건조기에 넣고 약간 쫄깃해질 때까지 말린다. 오븐에서 말리는 방법도 똑같다.

달걀 요리

○ 강한 풍미의 새우 오믈렛

작은 새우 1/4컵, 오메가-3 강화 달걀 2개, 올리브유 1큰술, 말린 딜 1작은술, 다진 스캘리언 1큰술, 후추 1/2작은술, 다진 토마토 1큰술, 과카몰리 피에스타

달걀을 작은 주발에 깨어 넣고 포크나 거품기로 저어 골고루 섞는다. 눌어붙지 않는 작은 오믈렛용 팬에 기름을 넣고 중불로 달군다. 푼 달걀을 붓고 중앙에 거품이 생길 때까지 서서히 익힌다. 오믈렛의 가장자리를 천천히 들어 올려 익지 않은 반대편으로 뒤집는다. 오믈렛이 응고되면 가운데에 스캘리언, 토마토, 새우를 뿌리고 딜과 후추도 뿌린다.

오믈렛을 반으로 접어 30초 동안 익힌다. 팬에서 꺼내 과카몰리 피에 스타를 얹는다. 1인분.

○살사를 끼얹은 바질 스크램블 에그

에너하임 고수 살사, 오메가-3 강화 달걀 2개, 말린 바질 1작은술

작은 볼에 달걀을 깨어 넣고 바질을 넣은 다음 포크나 거품기로 골고루 휘저어 푼다. 푼 달걀을 눌어붙지 않는 팬에 넣고 저어 가며 익힌다. 만들어진 스크램블을 주걱으로 꺼낸 후 에너하임 고수 살사를 끼얹는다.

○복숭아 살사를 얹은 수란

복숭아 살사 2큰술, 오메가-3 강화 달걀 2개, 올리브유

소스 팬에 물을 조금 붓고 끓인다. 수란짜의 오목한 곳에 올리브유를 두른다. 달걀을 깨어 오목한 곳에 넣고 약한 불로 삶는다. 소스 팬 안에 수란짜를 놓고 뚜껑을 덮는다. 노른자가 되직해지기까지 특란은 7분, 중란은 6분 정도 걸린다. 팬에서 수란짜를 꺼낸 다음 고무 주걱으로 달걀을 떠낸다. 달걀을 접시에 옮겨 담은 다음 복숭아 살사를 얹는다. 1인분.

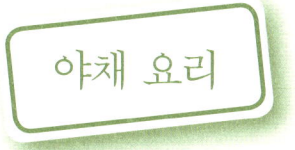

◦당근 버섯볶음

얇게 자른 당근 6개, 얇게 자른 버섯 10개, 올리브유 4큰술, 레몬즙 1큰술, 자른 스캘리언 5개, 후추 1/2작은술

당근을 무를 때까지 찐다. 커다란 팬에 기름을 두른다. 당근, 스캘리언, 버섯을 넣고 전부 익을 때까지 볶는다. 레몬즙과 페퍼를 넣고 잘 버무린다. 4인분.

◦버섯구이 콘트라 코스타

큰 양송이버섯 12개, 다진 마늘 1쪽 분량, 다진 양파 2큰술, 다진 파슬리 2큰술, 레몬즙 4큰술, 올리브유 2큰술, 드라이 셰리주 2~4큰술, 후추 1작은술

버섯을 씻고 밑동을 떼어 낸다. 버섯의 갓에 레몬즙을 뿌려 베이킹 팬에 담는다. 밑동을 다져 올리브유에 볶는다. 중간 크기의 볼에 볶은 버섯 밑동과 나머지 재료들을 넣고 버무린다. 섞은 재료를 스푼으로 떠서 버섯갓에 푸짐하게 얹는다. 뚜껑을 덮고 10분 동안 350도의 열로 굽는다. 3~4인분.

º양파 올리브유에 재운 버섯

중간 크기의 버섯 20개, 얇게 썬 붉은 양파 2개, 다진 마늘 1쪽 분량, 다진 파슬리 1/4컵, 올리브유 1컵, 드라이 화이트와인 1/2컵, 레몬즙 1/4컵, 후추 1/4작, 오레가노 1작은술

버섯을 씻어 반으로 자른다. 양파와 섞는다. 믹서에 나머지 재료를 넣고 퓌레로 만든다. 버섯과 양파 위에 붓고 잘 버무린다. 하룻밤 또는 더 오래 냉장 보관한다. 4인분.

º라따뚜이(ratatouille) — 프랑스(니스)식 야채 스튜

얇게 자른 주키니 호박 450g, 다진 양파 2개, 깍둑썰기한 가지 1개, 다진 마늘 2쪽 분량, 다진 파슬리 3큰술, 껍질 벗긴 토마토 4개, 길게 자른 피망 2개, 올리브유 4큰술, 오레가노 1/2작은술, 후추 1/4작은술

올리브유에 양파와 마늘을 무를 때까지 볶는다. 나머지 재료들을 넣고

끓인다. 불을 줄이고 뚜껑을 덮은 다음 야채가 무를 때까지(20~30분) 뭉근히 끓인다. 6~8인분.

°향긋한 스터프트 호박

중간 크기의 도토리 호박 2개, 사과 1개, 중간 크기의 당근 2개 익혀 다진 것, 작은 순무 2개 익혀 다진 것, 올리브유 1큰술, 물 1/2컵, 시나몬가루 1/2작은술, 육두구 1/4작은술

도토리 호박을 반으로 잘라 씨앗과 속을 제거한다. 베이킹 팬에 호박을 자른 면이 아래로 향하게 놓는다. 물을 넣고 호일로 덮는다. 350도의 열로 30분간 굽는다. 오븐에서 꺼내 자른 면이 위로 향하도록 돌려놓는다. 호일로 덮고 무를 때까지 20~30분 동안 굽는다. 호박의 껍질은 놔둔 채 과육을 스푼으로 파내 믹서에 넣는다. 당근과 순무도 믹서에 넣고 돌려 고루 섞는다. 사과와 섞은 후 호박 껍질 안에 채워 넣는다. 팬에 다시 넣고 350도의 열로 15~20분 동안(잘 익을 때까지) 굽는다. 4인분.

°구운 토마토

큰 토마토 2개, 다진 스캘리언 1개 분량, 다진 버섯 1/2컵, 곱게 다진 바질 1작은술, 다진 파슬리 1작은술, 다진 마늘 1쪽 분량, 백리향 1/2작은술, 올리브유 1/4컵

토마토를 반으로 자르고 과육을 파내어 중간 크기의 베이킹 팬에 담

는다. 과육을 나머지 재료들과 섞은 후 토마토에 채워 넣는다. 375도의 열로 10~15분 동안 굽는다. 4인분.

○호두 브로콜리 당근 볶음

껍질을 제거한 생호두 1/2컵, 잘게 썬 브로콜리 2줄기, 얇게 어슷 썬 큰 당근 2개, 중간 크기의 양파 1개 링 모양으로 자른 것, 올리브유 1/2컵

묵직한 팬에 기름을 두르고 양파를 넣고 무를 때까지 볶는다. 당근과 브로콜리를 넣고 무를 때까지 볶는다. 호두를 넣고 3~5분 더 익힌다. 2인분.

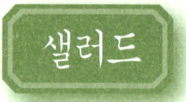

○코르다니풍 시금치 샐러드

곱게 다진 돼지 안심 230g, 시금치 1단, 마름(물밤) 통조림 1캔, 얇게 자른 버섯 450g, 오메가-3 강화 달걀 4개, 올리브유 2큰술

올리브유에 돼지 안심을 약간 노릇해질 때까지 볶는다. 커다란 차림용 주발에 시금치, 마름, 버섯을 넣는다. 이 샐러드 위에 삶아 자른 달걀과 돼지 안심을 얹는다. 각자의 기호에 따라 드레싱을 뿌린다. 4인분.

º **암브로시아 샐러드**

채 썬 당근 6개, 파인애플 덩어리 2컵, 호두 1/4컵, 건포도 1/4컵, 레몬즙 1큰술

커다란 볼에 모든 재료를 넣고 섞는다. 뚜껑을 덮고 먹을 때까지 냉장 보관한다. 4인분.

º **게살 시금치 샐러드**

익혀 잘게 찢은 게살, 물기 뺀 시금치 2단, 양파 1개, 토마토 2개, 오메가-3 강화 계란 2개

시금치를 잘게 찢어 양파, 토마토, 게살과 섞는다. 먹기 전에 시금치 샐러드드레싱을 끼얹고 달걀 조각을 얹는다. 4인분.

º **당근 샐러드**

당근 8개, 중간 크기의 붉은 양파, 중간 크기의 토마토 4개(껍질을 벗겨 퓌레로 만든 것), 피망 1개, 말린 겨자 1큰술, 아마씨유 1/2컵, 레몬즙 3/4컵, 후추 1/2작은술

당근을 무를 때까지 찐다. 찐 당근을 어슷하게 얇게 썬 후 커다란 그릇에 담고 아마씨유와 레몬즙을 뿌린다. 나머지 재료도 함께 넣어 잘 섞는다. 냉장고에서 차게 보관한 후 내놓는다. 4인분.

º 아몬드 닭고기 샐러드

익혀 깍둑썰기한 닭가슴살 1컵, 얇게 자른 아몬드 1/2컵, 다진 상추 1컵, 다진 대추야자 1/4컵, 채 썬 버터 리프 상추 1컵, 다진 붉은 양배추 1/4컵, 아마씨유 1~2큰술, 오렌지즙 1~2큰술

아마씨유와 오렌지즙을 제외한 모든 재료를 샐러드 볼에 넣고 섞는다. 그 위에 아마씨유와 오렌지즙을 끼얹는다.

º 마리네이드(고기나 생선, 야채 등을 재워 두는 액상 양념)

아마씨유 1컵, 레몬즙 6작은술, 레드와인 3작은술, 잘게 썰어 말린 양파 1큰술, 곱게 다진 파슬리 1큰술, 검은 후추 1작은술, 말린 겨자 1작은술

모든 드레싱 재료를 믹서에 넣고 간다. 2컵 정도 만든다.

º 마리네이드에 재워 둔 꽃양배추 샐러드

꽃양배추 1통 꽃 부분, 청피망 1/2개 다진 것, 붉은 양파 1/2개 얇게 자른 것, 마리네이드 2/3컵

중간 크기의 샐러드 볼에 꽃양배추, 양파, 피망을 넣고 섞는다. 섞은 재료에 마리네이드를 붓고 하룻밤 냉장 보관한다. 4인분.

º **아보카도 샐러드**

아보카도 조각 1컵, 아보카도 기름, 4등분한 토마토 1컵, 채 썬 버터 리프 상추 2컵, 다진 아이스버그 상추 1컵, 건포도 1/4컵, 레몬즙

샐러드 그릇에 상추, 건포도, 토마토 등을 넣고 섞은 후 아보카도 조각을 그 위에 쌓는다. 아보카도 기름과 레몬즙을 뿌린다. 3인분.

º **월도프 샐러드**

껍질 채 깍둑썰기한 빨간 사과 2개, 얇게 자른 셀러리 1컵, 다진 호두 1/2컵, 건포도 1/2컵, 레몬즙 2큰술과 아마씨유 2큰술을 섞은 것, 다진 아이스버그 상추 2컵

아이스버그 상추를 제외한 다섯 가지 재료를 한데 섞은 후 아이스버그 상추 위에 얹어 낸다. 2인분.

마요네즈, 소스, 샐러드드레싱, 마리네이드

º **오메가-3 마요네즈**

전란 1개, 올리브유 1/2컵, 레몬즙 1큰술, 아마씨유 1/2컵, 말린 겨자 1/4작은술

달걀, 레몬즙, 겨자를 믹서에 넣고 3~5초 동안 간다. 천천히 올리브 유를 부으면서 계속 간다. 걸쭉해진 마요네즈를 퍼내 뚜껑 달린 플라스틱 용기에 담아 냉장 보관한다. 마요네즈는 5~6일 동안 보관해야 한다.

°야채 딥 소스

오메가-3 마요네즈, 마늘가루 1/2작은술, 말린 딜 씨 1작은술, 후추

모든 재료를 한데 섞는다. 먹기 전에 한 시간 동안 냉장 보관하는 것이 좋지만 꼭 차지 않아도 된다. 생야채를 찍어 먹는 데 쓰거나 샐러드드레싱으로 이용한다.

°타르타르 소스

오메가-3 마요네즈 1컵, 말린 딜 1/2작은술, 곱게 다진 붉은 양파 1/4컵, 파프리카 1/4작은술, 레몬즙 1/2큰술, 마늘 가루 조금

모든 재료를 한데 섞는다. 먹기 전에 냉장 보관한다.

°라즈베리 바비큐 소스

신선한 또는 냉동한 라즈베리 2컵, 레이의 케첩 1/4컵, 씨를 제거하고 다진 할라피뇨

고추 1큰술, 올리브유 2작은술, 말린 겨자 1/4작은술, 다진 양파 1/4컵, 후추

묵직한 팬에 기름을 두르고 양파와 고추를 넣고 약 10분 동안 볶는다. 케첩, 겨자, 후추를 넣고 뭉근히 끓인다. 라즈베리를 넣고 10분 더 뭉근히 끓인다. 불을 끄고 식힌다. 믹서에 넣고 무를 때까지 간다.

°코나식 마리네이드(소스)

파인애플즙 1/2컵, 라임즙 3큰술, 올리브유 1/4컵, 강판에 곱게 간 생강 2큰술

작은 볼에 모든 재료를 넣고 휘저어 고루 섞는다. 바비큐를 하거나 소고기, 닭고기, 돼지고기, 생선을 재우는 데 사용한다.

°레이의 케첩

씻어 얇게 자른 토마토 1,600g, 통 정향 1작은술, 중간 크기의 양파 얇게 썬 것, 말린 육두구 씨껍질 1작은술, 마늘 1/8쪽, 통 셀러리 씨 1작은술, 월계수 잎 1/2장, 후추 1작은술, 홍피망 1/2개, 시나몬 스틱 1cm, 과일즙(배, 사과, 포도 등), 레몬즙 1/2컵, 올스파이스 1작은술

토마토, 양파, 마늘, 월계수 잎, 피망을 무를 때까지 끓인다. 과일즙을 넣는다. 향신료들(올스파이스, 정향, 육두구, 셀러리 씨, 후추, 시나몬)을 섞어 천으로 만든 작은 향신료 주머니에 넣는다. 향신료 주머니를 토마토

섞은 것에 넣고 끓인다. 반으로 줄어들 때까지 자주 저어가며 계속 끓인다. 향신료 주머니를 꺼낸다. 레몬즙을 넣고 10분 더 끓인다. 케첩을 깨끗한 병에 담는다. 팽창할 수 있으니 여유를 둔다. 밀봉하여 곧바로 냉동한다. 사용 중인 병은 늘 냉장 보관한다.

(출처: Neanderthin: A Caveman's Guide to Nutrition, Ray Audette, New York: St. Martin's Press, 1999)

º 멕시코풍 과카몰리 피에스타

잘 익은 아보카도 3개, 할라피뇨 고추 1개 꼭지와 씨를 제거하고 잘게 썬 것, 마늘가루 1작은술, 레몬즙 1작은술, 후추 1작은술

아보카도를 포크나 감자 으깨는 기구로 으깬 다음 나머지 재료들을 넣고 고루 섞는다.

º 에너하임 고수 살사

에너하임 고추 1개 4등분하여 씨를 제거한 것, 토마토 6개 껍질 벗겨 씨를 제거하고 잘게 썬 것, 노란 양파 큰 것 1개 4등분한 것, 마늘 2쪽, 신선한 고수 잎 1컵, 커민가루 1작은술, 할라피뇨 고추 3개, 후추

마늘, 양파, 고추를 믹서에 넣고 간다. 토마토와 고수 잎을 넣고 재료들

이 약간 덩어리질 때까지 간다. 커민과 후추를 넣는다. 사용할 때까지 냉장 보관한다.

○ 복숭아 살사

껍질 벗겨 잘게 썬 복숭아 1컵, 라임즙 1큰술, 잘게 썬 붉은 양파 1/4컵, 고수 잎 2장 잘게 썬 것, 잘게 썬 노란 피망이나 청피망 1/4컵, 후추

중간 크기의 볼에 모든 재료를 넣고 섞는다. 뚜껑을 덮고 6시간 동안 냉장한다.

○ 토마토 샐러드드레싱

말린 겨자 3큰술, 부르고뉴 와인 1컵, 다진 마늘 1쪽 분량, 신선한 토마토 퓨레 1컵, 검은 후추 1큰술, 아마씨유 2컵, 카이엔 페퍼 1작은술, 레몬즙 1컵, 파프리카 1작은술

모든 재료를 믹서에 넣고 간다. 양념 통에 넣어 두었다가 사용하기 전에 잘 흔들어 준다. 5컵을 만든다.

○ 오메가-3 러시아식 샐러드드레싱

신선한 토마토 1컵, 파프리카 1작은술, 아마씨유 1/2컵, 양파가루 1작은술, 레몬즙 1/2컵, 오렌지즙 3큰술, 고추냉이가루 1작은술(생략 가능), 마늘 1쪽(생략 가능)

모든 재료를 믹서기에 넣고 무를 때까지 간다. 1컵을 만든다.

○마늘과 허브 마리네이드

마늘 4쪽, 잘게 썬 파슬리 1/3컵, 잘게 썬 바질 1/3컵, 잘게 썬 오레가노 1/3컵, 올리브유 4큰술, 레몬즙 6큰술, 검은 후추 1작은술

마늘을 다져 믹서에 넣는다. 나머지 재료들을 넣고 고루 섞일 때까지 간다. 그릴이나 석쇠에서 굽기 전이나 굽는 중에 야채, 고기 등에 바르는 데 사용한다.

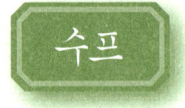

○닭고기 야채수프

통닭 1마리, 토마토 6개, 당근 3개, 작은 호박 2개, 노란 양파 1개, 다진 마늘 2쪽 분량, 월계수잎 1장, 후추 1작은술, 물 6컵

커다란 냄비에 물, 닭고기, 마늘, 양파, 월계수 잎, 후추를 넣고 끓인다. 불을 줄이고 뚜껑을 덮고 약 1시간 동안 또는 닭고기가 연해질 때까지 뭉근히 끓인다. 월계수 잎을 건져 낸다. 나머지 재료들을 넣고 끓인다.

불을 줄이고 뚜껑을 덮는다. 약 10분 동안 또는 야채가 무를 때까지 뭉근히 끓인다. 6인분.

° 가스파초(스페인 안달루시아에서 유래된 시원한 야채수프)

오이 1개(껍질 벗겨 큼직하게 썬 것), 큰 토마토 4개 잘게 썬 것, 작은 토마토 1개 큼직하게 썬 것, 토마토즙 1컵, 레몬즙 2큰술, 마늘 1쪽, 파슬리 1줄기, 얼음 4조각, 후추

모든 재료를 믹서에 넣고 채소들이 퓌레가 되기 전까지 간다. 2인분.

(출처: Cooking Healthy with One Foot Out the Door, Polly Pritchford & Delia Quigley. Summertown, TN: The Book Publishing Company, 1955)

° 주키니 호박 수프

주키니 호박 2컵, 익혀 다진 소고기나 닭고기나 돼지고기 2컵, 토마토 2컵, 당근 2컵, 붉은 양파 1개, 셀러리 2컵, 파슬리 1/2컵, 올리브유 2큰술, 말린 백리향 2큰술, 다진 마늘 5쪽 분량, 말린 바질 2큰술, 말린 파슬리 2큰술, 후추, 물 1리터

기름을 두르고 양파와 마늘을 볶는다. 물을 끓인 다음 볶은 양파, 마늘, 고기, 바질, 파슬리, 백리향, 후추를 넣는다. 불을 줄이고 한 시간 동안 뭉근히 끓인다. 먹기 한 시간 전에 당근과 셀러리를 넣는다. 먹기 30분 전에 주키니 호박을 넣는다. 먹기 10분 전에 잘게 썬 토마토와 신선

한 파슬리를 넣는다. 6인분.

°매콤한 토마토 수프

토마토 8개 퓌레로 만든 것, 닭 육수 1컵, 잘게 썬 풋고추 1/4컵, 잘게 썬 차이브 1/4컵, 피망 1개 잘게 썬 것, 붉은 양파 1개 곱게 다진 것, 파프리카 1작은술, 다진 마늘 2쪽 분량, 물 1컵, 후추 1작은술

모든 재료를 큰 스프 냄비에 넣고 섞은 다음 약한 불로 1시간 동안 끓인다. 6인분.

과일 요리와 디저트

°카일의 사과 아침 식사

큰 사과 1개 한 입 크기로 자른 것, 건포도 한 줌, 중간 크기의 당근 1개 강판에 간 것, 시나몬

주발에 사과, 당근, 건포도를 넣고 섞은 다음 그 위에 시나몬을 뿌린다. 1인분.

º으깨 얼린 바나나

잘 익은 바나나 3~4개, 바닐라 1작은술

주발에 바나나를 넣고 포크나 감자 으깨는 기구로 으깬 후 바닐라를 넣고 고루 저어 준다. 섞은 재료가 너무 얼지 않을 때까지 10분 정도 냉동고에 넣어둔다. 3~4인분.

º신선한 시나몬 사과 소스

사과 6개, 시나몬 1작은술, 레몬즙 2~3큰술

사과 껍질을 벗기고 속을 제거하여 자른다. 레몬즙과 함께 믹서에 넣고 무를 때까지 간다. 시나몬을 뿌려 낸다. 2인분.

º에메랄드 베이 과일 견과 모듬

호두 1/2컵, 아몬드 1/2컵, 피칸 1/2컵, 건포도 1/2컵, 잘게 썬 사과 1/2컵, 잘게 썬 대추야자 1/2컵, 레몬즙 2큰술, 시나몬 1작은술

모든 견과와 과일을 커다란 볼에 넣고 레몬즙과 시나몬을 뿌려 버무린다. 작은 그릇에 내놓는다. 4인분.

○ 호두-시나몬 사과 구이

잘게 썬 호두 1/4컵, 사과 4개, 시나몬 1/4작은술, 건포도 1컵, 바닐라 1/2작은술, 물 1/2컵

오븐을 375도로 예열한다. 사과의 속을 제거하고 포크로 중심부 몇 곳에 구멍을 낸다. 작은 그릇에 건포도, 호두, 시나몬, 바닐라를 넣고 섞는다. 섞은 재료를 사과의 구멍에 채운다. 유리 베이킹 팬에 담고 물을 붓는다. 호일로 사과를 덮고 약 30분 동안 또는 무를 때까지 굽는다. 4인분.

○ 복숭아-아몬드 딜라이트

복숭아 3개, 아몬드 110g, 잘게 썬 대추야자 2큰술, 바닐라 1/2작은술, 시나몬 1/4작은술

복숭아를 씻어 8등분한다. 아몬드와 대추야자와 함께 섞은 다음 바닐라를 뿌리고 시나몬을 그 위에 뿌린다. 2인분.

○ 블랙베리와 피칸을 채운 멜론

멜론 1개, 잘게 썬 피칸 1/2컵, 블랙베리 1컵, 장식용 민트 잎

멜론을 반으로 잘라 씨앗을 파낸다. 파낸 속에 블랙베리와 피칸을 채운다. 민트 잎이나 허브 등을 얹어 장식한다.

˚딸기-블루베리 호라이즌

딸기 1컵, 블루베리 1컵, 조각낸 귤 1/2개 분량, 오렌지즙 1큰술, 바닐라 1작은술, 육두구, 민트

주발에 딸기, 블루베리, 귤 조각을 넣고 섞는다. 오렌지즙과 바닐라를 끼얹고 육두구를 뿌린다. 냉장한 후 민트를 얹어 장식해 낸다. 3인분.

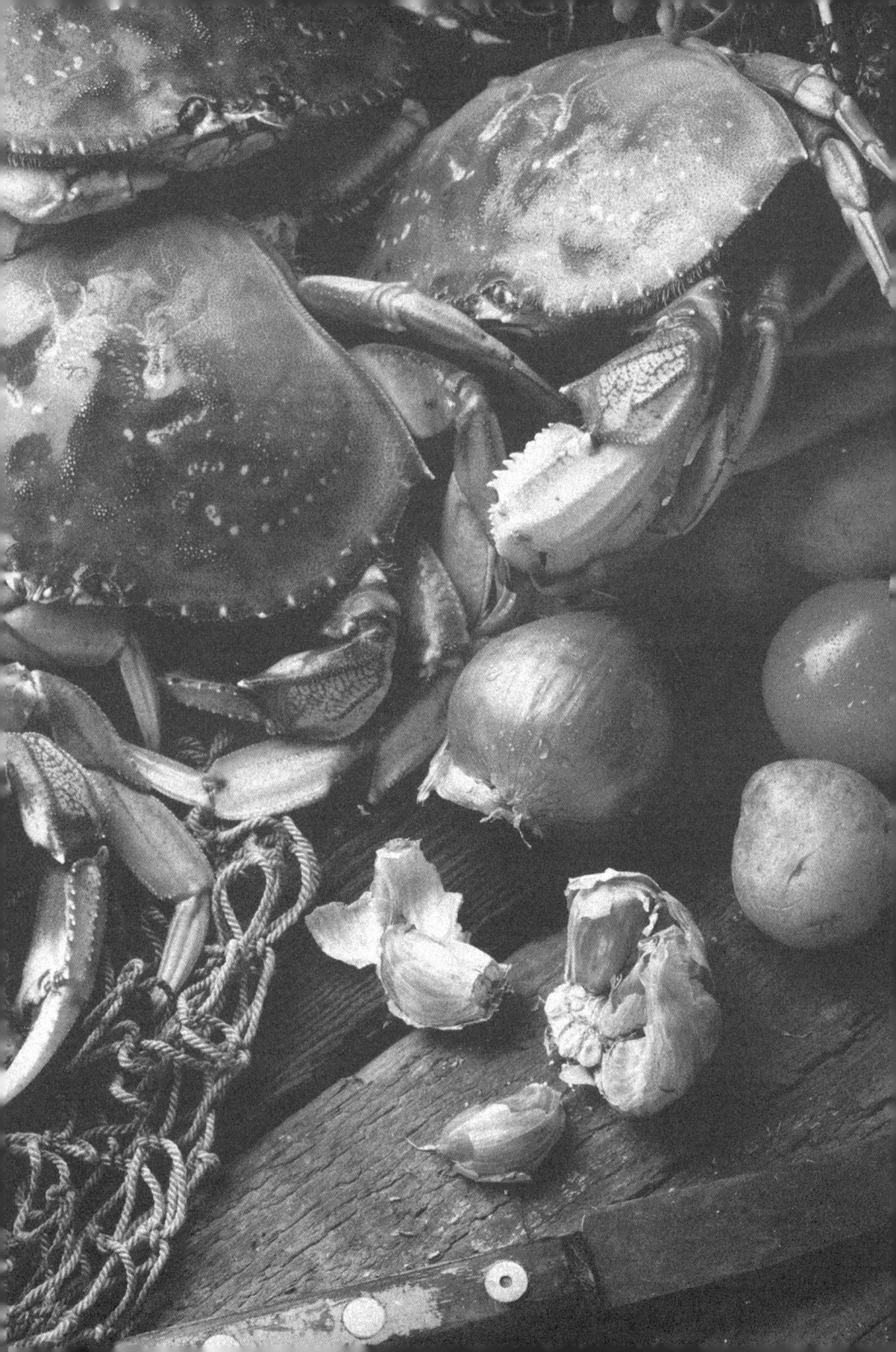

05
구석기 다이어트 3단계 식단표

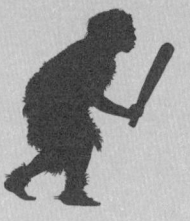

- 간식
- 1단계 입문 – 85:15 원칙
- 2단계 입문 – 90:10 원칙
- 3단계 체중 감량의 극대화 – 95:5 원칙

구석기 다이어트에는 잘 먹을 수 있는 진짜 식품이 무한하다. 절대 지루함이나 의욕 저하를 느끼지 않을 것이다. 상상력을 발휘해서 이 맛있는 음식들을 하루하루 착하게 즐기시길!

구석기 다이어트는 정상 체중과 건강과 행복을 되찾는 평생의 식사법이다. 앞에서 설명한 구석기 다이어트의 지침과 원칙을 따른다면 인류의 원래 식단이 가져다주는 좋은 결실을 얻을 수 있다. 즉시 건강이 좋아지고 확실하게 살이 빠지기 시작할 것이다.

이번 장에서는 2주간의 식단표 세 가지를 소개할 것이다. 어느 것이든 당신에게 도움이 될 것이다. 유일한 차이는 자유식의 횟수이다. 1단계에서는 1주일에 자유식이 세 번, 2단계에서는 두 번, 3단계에서는 한 번 허용된다. 당신에게 맞게 자유식 횟수를 적절히 조정하라. 이 지침과 별책의 레시피를 활용하면 자연이 우리를 위해 마련한 식단을 받아들이는 데 도움이 될 것이다.

입문자라면 2단계와 3단계로 나아가기 전에 2, 3주간 1단계를 고수하고 싶을지도 모른다. 또는 1단계가 즐거워서 계속 1단계에 머물고 싶을지도 모른다. 단 어느 날이든 자유식을 한 번 이내로 제한하라. 자유식을 인류의 진짜 음식인 신선한 살코기, 해산물, 과일과 채소에 익숙해지기 위한 수단으로 활용하라.

반드시 2단계와 3단계로 나아가야 할까? 꼭 그렇지는 않다. 영양과 체중 감량 목표에 따라 1단계에서 성취한 결과에 만족할 수도 있다. 특히 자유식을 할 때 구석기 다이어트와 어긋나는 음식을 절제한다면 더욱 그렇다. 더 빨리 2단계로 나아가기로 결심했다면 1주일에 두 번의 자유식을 식단표에 포함된 어떤 식사로든 대체할 수 있다.

05 구석기 다이어트 3단계 식단표

장기 행동 변화를 시도할 자신이 있고 단번에 석기시대 식단으로 돌아가고 싶다면, 또는 이 프로그램의 건강과 체중 감량 효과의 극대화가 꼭 필요하다면 3단계를 선택해야 한다. 3단계에서는 1주일에 한 번의 자유식을 식단표에 포함된 어떤 식사로든 대체해야 한다.

대부분의 사람들은 2단계로 충분하다. 장기간 3단계를 실천하는 편이 더 바람직한 만성 질환자를 제외하고는 2단계의 지속적인 실천을 권장한다.

간식

고대 조상들은 식량을 찾아다니면서 채집한 식량의 일부를 간식으로 먹었고, 또는 여정 중에 이전 식사 때 남긴 음식을 먹었다. 구석기인들의 간식처럼 구석기 다이어트의 간식도 건강에 좋은 진짜 음식으로 준비하는 것이 좋다. 대부분이 휴대하기 쉬워 매일 집을 나설 때면 가져가고 싶을 것이다. 끼니 중간에 배고플 때마다 간식을 먹을 수 있다.

- 모든 생과일
- 말린 과일(하루 60g으로 제한)
- 직접 만든 육포(무염)
- 직접 만든 말린 연어포(무염)
- 생 채소: 당근, 셀러리, 방울토마토, 버섯, 브로콜리, 오이, 꽃양배추(살사 소스를

곁들인다)

• 껍질 없는 닭가슴살 구이

• 아보카도나 토마토 조각

• 견과류: 아몬드, 피칸, 호두, 개암(체중 감량 중이라면 하루 110g으로 제한)

• 소금이 들어가지 않은 해바라기씨(체중 감량 중이라면 하루 110g으로 제한)

• 삶은 달걀

• 껍질 벗겨 먹는 새우

1단계 입문 — 85:15 원칙

대부분의 사람들은 1주일에 약 20끼의 식사를 하고 그 외에 간식을 한다. 시작 단계에서는 세 끼, 즉 20끼니 중의 15%는 '자유식'을 할 수 있다. 그러니 좋아하는 음식을 단번에 포기할 필요는 없다. 구석기 다이어트는 유연성이 있어서 전반적인 이익을 잃지 않고도 가끔의 위반을 포용한다. 당신이 가장 그리워하는 음식을 세 번 정도 즐기는 것은 괜찮다.

단 자유식은 남용될 가능성이 크기 때문에 긴장을 늦추지 말아야 한다. 자유식을 금지된 음식을 포식하는 기회로 삼아서는 안 된다. 저녁에 아이스크림 한 통을 먹는 위반은 범죄에 가깝다. 간혹 파티에 초대받거나 친구들과 함께 외식할 때는 식탐을 조심해야 한다. 아이스크림 한 숟가락 정도는 1주일 내내 구석기 다이어트를 해왔다면 해롭지 않다. 아침 식사로 토스트 한 조각이나 저녁 식사로 약간의 감자를 먹는 것도 괜찮다. 단 토스트 6조각이나 으깬 감자 500g씩은 삼가야 한다. 자유식의 기본 취지는 식단의 급작스러운 변화에 수반되는 박탈감을 덜어 주고자하는 것이다. 자유식을 현명하게 활용한다면 위반이나 죄책감 없이 페이스를 조절할 수 있다.

사실 이제껏 먹어 온 빵, 곡류, 유제품을 포기하는 것은 상당히 어렵다. 하지만 이런 음식을 점차 줄이고 과일과 채소로 대체해 나간다면 그리 괴롭지 않을 것이다. 1단계에서 당신은 일부 조미료를 '과도기' 단계에 사용하고 싶을지 모른다. 그렇다면 설탕과 소금은 어쩔 수 없겠지만 지방은 적어야 한다. 새 식사법에 익숙해지면 저절로 이런 조미료를 줄이거나 끊고 싶어질 것이다. 과도기에 사용하는 조미료는 다음과 같다.

- 저지방 샐러드드레싱. 라벨을 확인하고 적당히 사용하라. 옥수수 시럽이나 소금이 많이 들어간 종류는 멀리하라.

- 소스 제품, 겨자, 핫 소스, 살사 소스, 단 케첩은 안 된다(구석기식 케첩은 예외). 일반 케첩에는 소금과 과당이 너무 많다.

커피, 맥주, 와인을 적당히 마시는 사람이라면 이 비구석기 음료를 계속해서 즐길 수 있다. 구석기 다이어트에 익숙해지면서 차츰 줄일 수 있을 것이다. 과도기 단계의 음료는 다음과 같다.

- 무설탕 청량음료 — 모든 청량음료에는 인공 감미료가 들어 있으므로 식단에서 제외하는 것이 좋다.
- 알코올음료 — 적당히 마신다.
- 커피 — 적당히 마신다. 과도한 카페인 섭취는 여러모로 해롭다.

2단계 유지 — 90:10 법칙

매주 두 번의 자유식이 허용되며 나머지 식사는 현대의 구석기시대 음식으로 구성된다. 이 단계에서는 두 번의 자유식을 제외하고 모든 과도기 음식을 제한하거나 끊어야 한다. 1단계처럼 모든 간식은 구석기 간식의 목록에서 선택해야 한다. 대다수의 사람이 이 단계에서 충분히 만족하기 때문에 체중 감량이나 건강 문제가 최우선이 아니라면 다음 단계로 나아갈 필요성을 느끼지 못한다.

3단계 체중 감량의 극대화 — 95:5 법칙

1주일에 자유식이 한 번 있고, 나머지는 현대의 맛있는 구석기시대 식사로 구성된다. 이 단계에서는 자유식을 제외하고 모든 과도기 음식을 제한하거나 끊어야 한다. 1단계와 2단계에서처럼, 모든 간식은 구석기 간식 목록에서 선택하면 된다. 3단계는 건강과 행복을 극대화하고 싶은 진정한 구석기 다이어트 애호가 또는 치료 효과를 높일 필요가 있는 비만과 중증 만성 질환으로 고통 받는 사람들을 위해 만든 최고 단계다.

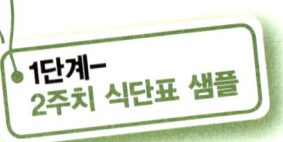

1주차	일	월	화
아침	ㅇ자유식	ㅇ깍둑썰기 한 사과, 채 썬 당근, 건포도 ㅇ수란 ㅇ카페인 없는 커피 한 잔	ㅇ멜론, 딸기 ㅇ기름기 없는 돼지 갈빗살 구이 ㅇ허브 차
점심	ㅇ아몬드 닭고기 샐러드* ㅇ허브 차	ㅇ브롯웨이 참치 샐러드* ㅇ아몬드 한 줌 ㅇ생수	ㅇ구석기 드레싱을 뿌린 시금치 샐러드* ㅇ신선한 오렌지즙과 오레가노(허브)를 뿌린 오렌지 러피 구이 ㅇ찐 꽃양배추 ㅇ사과 ㅇ생수
저녁	ㅇ토마토와 아보카도 조각 ㅇ껍질 없는 칠면조 가슴살 구이 ㅇ신선한 블루베리, 건포도, 아몬드 ㅇ레몬수	ㅇ식용 달팽이(버터 없이 조리) ㅇ야채샐러드 ㅇ레몬즙과 딜(허브의 일종)을 뿌린 넙치 스테이크 구이 ㅇ찐 아스파라거스 ㅇ키위, 귤 ㅇ드라이 화이트와인(단맛 없는) 한 잔	ㅇ구석기 주키니 호박 수프* ㅇ살사를 뿌리고 천천히 익힌 송아지고기* ㅇ무화과 ㅇ아이스 티
간식	ㅇ소고기 육포* ㅇ셀러리 스틱	ㅇ식은 소 살코기 조각 ㅇ당근 토막	ㅇ삶은 달걀 ㅇ호두, 건포도

*표시는 별책의 레시피를 참조해서 만들어 보길 바란다.

구석기 다이어트

수	목	금	토
○ 자몽 ○ 블랙베리와 딸기 ○ 살사 뿌린 송아지고기 남은 것 ○ 카페인 없는 커피 한 잔	○ 호두와 라즈베리 ○ 소고기 스테이크 작은 것과 스크램블 에그 ○ 허브 차	○ 블루베리와 멜론 ○ 식은 게 다리 ○ 레몬 넣은 물	○ 카사바 멜론 ○ 식은 닭가슴살 ○ 허브 차
○ 자유식	○ 라임과 딜을 넣은 게* ○ 무화과, 천도복숭아 ○ 아이스 티	○ 생강 닭고기 야채 볶음* ○ 토마토/블랙 올리브(소금으로 세척), 야채 샐러드, ○ 안하임 고수 살사* 드레싱 ○ 아이스 티	○ 타호 새우 샐러드* ○ 멜론 조각과 딸기 ○ 무설탕 탄산음료
○ 아보카도와 토마토 조각 ○ 껍질 붙은 굴 ○ 알타미라 스터프트 통닭* ○ 라타투이(프로방스의 야채 스튜)* ○ 블랙베리, 건포도, 아몬드 ○ 카페인 없는 커피 한 잔	○ 매콤한 토마토 수프* ○ 블랙 올리브(익은 후에 딴 올리브, 소금으로 세척)를 넣은 야채 샐러드 ○ 부르고뉴 와인 소고기 로스트* ○ 복숭아 ○ 레드와인 한 잔	○ 자유식	○ 식은 고등어 ○ 올리브유와 레몬즙을 뿌린 토마토와 오이 토막 ○ 소고기 양배추 롤* ○ 잘게 다진 피칸, 라즈베리, 대추야자 ○ 레몬 조각을 넣은 물
○ 망고 ○ 무염 마카다미아 ○ 말린 연어*	○ 식은 닭가슴살 ○ 방울토마토 ○ 셀러리 스틱	○ 삶은 달걀 ○ 식은 연어 스테이크 구이	○ 소고기 육포,* ○ 사과 조각

05 구석기 다이어트 3단계 식단표

2주차	일	월	화
아침	○바나나 조각, 딸기, 호두 한 접시 ○카페인 없는 커피 한 잔	○블랙베리와 피칸을 채운 멜론* ○허브 차	○신선한 또는 냉동한 블랙베리와 라즈베리 ○올리브유와 레몬즙으로 볶은 연어 ○레몬 조각을 넣은 물
점심	○월도프 샐러드* ○사과 ○물과 레몬즙	○코르다니풍 시금치 샐러드* ○오렌지 조각 ○생수	○칠면조 버거 ○올리브유와 레몬즙을 뿌린 야채샐러드 ○레몬즙과 민트 잎을 뿌린 사과 조각 ○아이스 티
저녁	○자유식	○닭고기 야채수프* ○마리네이드에 재워둔 버섯* ○오메가 미트볼* ○호두-시나몬 사과 구이* ○아이스티	○아마씨유와 레몬즙을 뿌린 야채샐러드 ○구석기 주키니 호박 수프* ○구운 토마토* ○풍미가 살아 있는 홍합찜 ○멜론 ○생수
간식	○구아바, 말린 살구, 키위 ○말린 연어*	○양념 소고기 육포* ○유황 성분 없는 말린 살구	○복숭아 ○껍질 벗겨 먹는 새우 ○호두

구석기 다이어트

수	목	금	토
○ 신선한 또는 냉동한 딸기 또는 블루베리 ○ 송아지 살코기 소시지 구이 ○ 허브 차	○ 신선한 자두 ○ 복숭아 살사*를 바른 소 살코기 스테이크 작은 것 ○ 디카페인 커피	○ 자몽 ○ 살사를 끼얹은 바질 스크램블 에그* ○ 허브 차	○ 자유식
○ 자유식	○ 가스파초* ○ 새우를 채운 아보카도* ○ 사과 ○ 아이스 티	○ 올리브유와 레몬즙을 뿌린 야채샐러드 ○ 구석기 방식의 미트로프 ○ 레몬수 한 잔	○ 매콤한 양념을 바른 돼지 안심 구이* ○ 멜론 ○ 허브 차
○ 과카몰리 피에스타*에 버무린 셀러리 스틱과 당근 토막* ○ 매콤한 토마토 수프* ○ 찐 아스파라거스 ○ 닭 간볶음* ○ 석류 ○ 디카페인 커피 한 잔	○ 올리브유를 뿌린 토마토, 오이, 붉은 양파 샐러드 ○ 풍미 가득한 소스 볶음* ○ 당근-버섯볶음* ○ 복숭아-아몬드 딜라이트* ○ 드라이 화이트와인 한 잔 또는 생수	○ 마리네이드에 재워둔 버섯 ○ 알타미라 스터프트 통닭 ○ 향긋한 스터프트 호박 ○ 호두-시나몬 사과 구이 ○ 생수	○ 월도프 샐러드* ○ 닭고기 카시아토레 ○ 레몬즙 뿌린 찐 브로콜리 ○ 대추야자 두세 개 ○ 다이어트 탄산음료
○ 삶은 달걀 ○ 무염 마카다미아	○ 식은 게 다리 ○ 토마토 조각	○ 식은 닭가슴살 조각 ○ 해바라기 씨 ○ 삶은 달걀	○ 당근 토막과 샐러리 스틱 ○ 말린 배 ○ 호두

05 구석기 다이어트 3단계 식단표

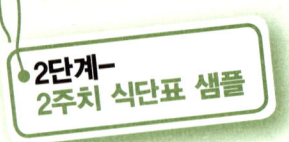

1주차		일	월	화
아침		○자유식	○칸탈루프 멜론 반 쪽, 딸기 ○식은 넙치 스테이크 ○허브 차	○자몽 ○오메가-3 강화 달걀에 아보카도, 스캘리언(파의 한 종류로 실파와 쪽파의 중간 크기), 토마토를 채워 넣고 올리브로 조리한 오믈렛 ○허브 차
점심		○소고기와 시금치 스크램블* ○허브 차	○브록웨이 참치 샐러드* ○귤 ○레몬을 넣은 물	○생강 닭고기 야채 볶음* ○사과와 호두 ○다이어트 탄산음료
저녁		○아마씨유에 버무린 토마토 조각과 오이 토막 ○카레 소스 연어 스테이크* ○찐 방울양배추 ○귤 ○생수	○야채 딥*을 뿌린 토마토와 오이 토막* ○오메가 미트볼* ○딜과 파프리카를 뿌린 찐 당근과 꽃양배추 ○호두 조각을 넣은 키위와 딸기 ○아이스 허브 차	○토마토 조각 ○오메가-3 마요네즈*에 버무린 아티초크 잎 ○아마씨유와 레몬즙을 뿌린 야채샐러드 ○카레 소스 연어 스테이크 ○신선한 또는 냉동한 베리 ○알코올 없는 와인 한 잔
간식		○양념 소고기 육포*와 사과	○양념 소고기 육포* 샐러리 스틱	○당근 토막, 주키니 호박 조각, 삶은 새우 식은 것

*표시는 별책의 레시피를 참조해서 만들어 보길 바란다.

구석기 다이어트

수	목	금	토
○자유식	○신선한 파인애플 조각 ○안하임 고수 살사*를 바른 스테이크 구이 작은 것* ○허브 차	○핑크 자몽 ○냉장 보관한 찐 새우 ○카페인 없는 커피 한 잔	○신선한 또는 냉동한 딸기 ○오메가-3 달걀 2개에 시금치, 버섯, 양파를 채워 넣고 올리브유로 조리한 오믈렛 ○신선한 레몬 조각을 넣은 물
○가스파초* ○케이준 메기구이* ○신선한 복숭아 ○허브 차	○게살 시금치 샐러드* ○신선한 오렌지 ○생수	○오메가-3 러시아식 드레싱을 뿌린 야채샐러드* ○라즈베리 바비큐 소스*를 바른 기름기 없는 돼지 갈빗살 구이*, ○생수	○케니의 매콤한 닭가슴살 바비큐* ○찐 야채 ○생과일 ○다이어트 탄산음료
○닭고기 야채수프 ○암브로시아 샐러드* ○알래스카 새우 바비큐* ○신선한 블랙베리 ○레몬 조각 넣은 얼음물	○버터 리프 아보카도 샐러드* ○이탈리아식 해덕 구이* ○레몬 페퍼와 파프리카를 뿌린 찐 여름호박 ○신선한 시나몬 사과 소스* ○레몬 조각을 넣은 물	○자유식	○마리네이드에 재워둔 버섯* ○풍미 가득한 소스 붉돔* ○향긋한 스터프트 호박* ○호두-시나몬 사과 구이* ○상세르 와인 한 잔
○호두와 건포도, 삶은 달걀	○식은 닭가슴살, 셀러리 스틱과 당근 토막	○오이 토막, 식은 소 살코기 조각	○소고기 육포* 말린 사과 조각

05 구석기 다이어트 3단계 식단표

2주차	일	월	화
아침	○호두를 곁들인 감로멜론과 신선한 블루베리 ○냉장 보관한 찐 게 다리 ○카페인 없는 커피 한 잔	○카일의 사과 아침 식사* ○식은 칠면조 가슴살 조각 ○허브 차	○신선한 오렌지 조각 ○살사를 끼얹은 바질 스크램블 에그 ○카페인 없는 커피 한 잔
점심	○오메가-3 러시아식 샐러드드레싱*을 뿌린 야채샐러드 ○레몬즙과 딜을 뿌린 가자미 구이 ○알코올 없는 카베르네 소비뇽 와인 한 잔	○소고기 야채 롤* ○생과일 ○아이스 허브 차	○당근 샐러드* ○카레 소스 연어 스테이크 ○생수
저녁	○마늘과 카이엔 고춧가루를 넣은 토마토와 아보카도 조각 ○시실리아식 송아지 갈빗살 스튜* ○레몬즙을 뿌린 찐 꽃양배추 ○당근 토막 ○딸기-블루베리 호라이즌* ○아이스 허브 차	○가스파초* ○딜과 레몬즙을 뿌린 고등어 스테이크 ○레몬즙을 뿌린 찐 아스파라거스 ○생과일 ○알코올 없는 와인 한 잔	○구운 토마토* ○로키 마운틴 엘크 스테이크* ○호두 브로콜리 당근 볶음 ○으깨 얼린 바나나* ○얼음물 ○생수
간식	○야채 딥 소스*에 버무린 셀러리 스틱과 당근 토막, ○소금이 들어가지 않은 마카다미아	○양념 소고기 육포* 유황 성분 없는 말린 살구	○말린 연어*, 키위, 샐러리 스틱

수	목	금	토
○ 신선한 파파야 ○ 닭 간을 채운 돼지 갈빗살* ○ 라임 조각을 넣은 얼음물	○ 자몽 ○ 식은 소고기 조각 ○ 카페인 없는 커피 한 잔	○ 멜론 ○ 복숭아 살사를 듬뿍 바른 수란* ○ 허브 차	○ 감귤류 과일 한 접시 (자몽, 오렌지, 귤 조각) ○ 식은 구석기 방식의 미트 로프*(저녁 식사 후 남은 것) ○ 허브 차
○ 자유식	○ 새우를 넣은 시금치 샐러드 ○ 레몬즙을 뿌린 사과 조각 ○ 허브 차	○ 오메가-3 러시아식 드레싱을 뿌린 야채샐러드* ○ 라임과 딜을 넣은 게* ○ 찐 당근 ○ 레몬 조각을 넣은 물	○ 올리브유를 뿌린 토마토, 오이, 보라색 양파 샐러드 ○ 소고기와 시금치 스크램블 ○ 생수
○ 올리브유와 레몬즙을 뿌린 야채샐러드 ○ 부르고뉴 와인 소고기 로스트* ○ 찐 오렌지색 피망과 양파 ○ 복숭아-아몬드 딜 라이트 ○ 아이스 티	○ 아마씨유와 레몬즙을 뿌린 야채샐러드 ○ 구석기 주키니 호박 수프* ○ 복숭아 살사를 바른 닭가슴살 구이* ○ 신선한 시나몬 사과 소스* ○ 아이스 티	○ 닭고기 야채수프* ○ 구석기 방식의 미트 로프* ○ 아보카도와 토마토 조각 ○ 찐 브로콜리 ○ 피노누아 와인 한 잔	○ 오이와 서양무 조각 한 접시 ○ 셰이 로레인의 연어 구이* ○ 찐 아스파라거스 ○ 피칸, 건포도, 블루베리 ○ 카페인 없는 커피 한 잔
○ 식은 송어, 비달리아 양파나 마우이 양파 조각, 오렌지	○ 호두, 포도, 방울토마토	○ 껍질 벗겨 먹는 새우, 셀러리 스틱, 피칸	○ 식은 닭가슴살, 해바라기씨, 말린 배 조각

05 구석기 다이어트 3단계 식단표

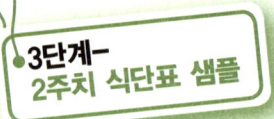

3단계 - 2주차 식단표 샘플

1주차	일	월	화
아침	ㅇ자유식	ㅇ시나몬을 뿌린 깍둑썰기한 사과, 채 썬 당근, 건포도 한 접시 ㅇ수란 ㅇ카페인 없는 커피 한 잔	ㅇ멜론, 블랙베리 ㅇ기름기 없는 돼지 갈빗살 구이 ㅇ허브 차
점심	ㅇ레몬즙과 올리브유 드레싱을 뿌린 야채샐러드 ㅇ풍미가 살아 있는 홍합찜 ㅇ생수	ㅇ브록웨이 참치 샐러드* ㅇ호두 한 줌 ㅇ생수	ㅇ월도프 샐러드* ㅇ라임즙을 뿌린 넙치 스테이크 구이 ㅇ찐 꽃양배추 ㅇ사과 ㅇ생수
저녁	ㅇ토마토와 아보카도 조각 ㅇ알타미라 스터프트 통닭* ㅇ찐 근대와 당근 ㅇ찐 아티초크 ㅇ신선한 블루베리, 건포도, 아몬드 한 접시 ㅇ생수	ㅇ껍질 벗겨 먹는 새우 ㅇ야채샐러드 ㅇ세이 로레인의 연어 구이* ㅇ갓 짠 레몬즙을 뿌린 찐 아스파라거스 ㅇ키위 조각과 딸기 ㅇ다이어트 탄산음료	ㅇ스캘리언과 오이를 넣은 야채샐러드 ㅇ닭고기 야채수프* ㅇ소고기 야채 볶음* ㅇ무화과와 호두 ㅇ아이스 티
간식	ㅇ소고기 육포,* 당근 토막	ㅇ식은 소 살코기 조각, 셀러리 스틱	ㅇ삶은 달걀, 피칸, 건포도

*표시는 별책의 레시피를 참조해서 만들어 보길 바란다.

수	목	금	토
○딸기와 살구 ○강한 풍미의 새우-아보카도 오믈렛* ○카페인 없는 커피 한 잔	○딸기 ○복숭아 살사를 바른 소고기 스테이크 작은 것* ○허브 차	○신선한 또는 냉동한 블루베리와 멜론 ○식은 찐 킹크랩 다리 ○레몬을 넣은 물	○에너하임 고수 살사*를 바른 닭가슴살 식은 것 ○수박 ○허브 차
○야채 딥 소스에 버무린 오이와 토마토 조각* ○찐 게 ○말린 살구 ○생수	○아마씨유와 레몬즙을 뿌린 야채샐러드 ○대구구이* ○대추야자와 천도복숭아 ○아이스 티	○아보카도, 4등분한 토마토, 블랙 올리브(소금으로 세척)를 넣고 안하임 고수 살사*를 뿌린 야채샐러드 ○생강 닭고기 야채 볶음* ○사과 ○생수	○타호 새우 샐러드* ○멜론 조각과 딸기 ○무 설탕 다이어트 세븐업
○껍질 붙은 굴 ○과카몰리 피에스타*에 버무린 오이 토막* ○알타미라 스터프트 통닭* ○라타투이* ○신선한 보이젠베리, 건포도, 아몬드 한 접시 ○알코올 없는 드라이 화이트와인 한 잔	○마리네이드에 재워둔 버섯* ○올리브 오일과 레몬즙을 뿌린 야채샐러드 ○매콤한 양념을 바른 돼지 안심 구이* ○레몬즙과 파프리카를 뿌린 찐 양배추 ○호두-시나몬 사과 구이* ○얼음물 한 잔	○호두와 아마씨유 드레싱을 넣은 시금치 샐러드 ○식은 송어 구운 토마토* ○잘게 다진 피칸, 라즈베리, 대추야자 ○생수	○당근, 서양무, 방울토마토, 오이 토막 한 접시 ○이탈리아식 해덕 구이* ○찐 아스파라거스 ○아몬드, 건포도, 복숭아 ○생수
○파파야, 호두, 양념 소고기 육포*	○식은 닭가슴살, 멜론	○삶은 달걀, 식은 새우	○소고기 육포*, 오렌지

05 구석기 다이어트 3단계 식단표

2주차	일	월	화
아침	○바나나 조각, 배, 호두 한 접시 ○반숙한 계란 ○카페인 없는 커피 한 잔	○블랙베리와 피칸을 채운 멜론* ○바다가재 남은 것 ○허브 차	○자몽 ○런던 브로일 남은 것 ○허브 차
점심	○올리브 오일과 레몬즙을 뿌린 야채샐러드 ○풍미 가득한 소스 붉돔* ○레몬즙을 뿌린 사과 조각 ○생수	○올리브유와 레몬즙을 뿌린 야채샐러드 ○케니의 매콤한 닭가슴살 바비큐* ○귤 조각 ○알코올 없는 샤르도네 와인 한 잔	○가스파초* ○칠면조 버거 ○스타프루트 조각 ○생수
저녁	○암브로시아 샐러드* ○올리브유와 신선한 후추를 뿌린 바다가재 꼬리 구이 ○레몬즙을 뿌린 찐 아티초크 ○딸기-블루베리 호라이즌* ○카페인 없는 커피 한 잔	○마리네이드에 재워둔 버섯* ○닭고기 야채수프* ○후춧가루와 마늘가루를 뿌린 런던 브로일 (소의 옆구리살을 얇게 썰어 구운 스테이크) ○향긋한 스터프트 호박* ○복숭아-아몬드 딜라이트 ○아이스 티	○버터 리프 아보카도 샐러드* ○케이준 메기구이* ○찐 콜라드 그린(케일의 일종) ○블랙베리와 피칸을 채운 칸탈루프 멜론* ○생수 한 잔
간식	○망고, 키위, 말린 연어*	○카일의 사과 아침 식사*, 양념 소고기 육포*	○껍질 벗겨 먹는 새우*, 꽃양배추 꽃 부분, 피칸

구석기 다이어트

수	목	금	토
o신선한 망고와 파파야 o복숭아 살사를 듬뿍 바른 소 살코기 스테이크* o허브 차	o신선한 자두 o에너하임 고수 살사*를 바른 연한 버펄로 로스트* 조각 남은 것 o레몬수	o멜론 o올리브유와 바질을 뿌린 스크램블 에그 o허브 차	o신선한 또는 냉동한 딸기 o수란, 식은 새우 o차
o과카몰리 피에스타*에 버무린 셀러리 스틱과 당근 토막 o구석기 주키니 호박 수프* o로키 마운틴 닭간볶음* o신선한 블루베리 o레몬 조각을 넣은 물	o매콤한 토마토 수프 o새우를 채운 아보카도* o수박 o다이어트 탄산음료	o아몬드 닭고기 샐러드* o레몬수 한 잔	o자유식
o코르다니풍 시금치 샐러드* o연한 버펄로 로스트* o레몬즙과 마늘가루를 뿌린 찐 아스파라거스와 당근 o신선한 시나몬 사과 소스* o카페인 없는 커피 한 잔	o올리브유를 뿌린 토마토, 오이, 보라색 양파 샐러드 o과일과 피칸을 채운 꿩고기 로스트* o당근-버섯볶음* o월도프 샐러드* o레드와인 또는 생수 한 잔	o마리네이드에 재워둔 버섯* o이솔라 돼지 갈빗살 구이* o라타투이* o호두-시나몬 사과 구이* o다이어트 탄산음료	o아마씨유와 레몬즙을 뿌린 야채샐러드 o허브 사슴고기 스테이크 바비큐* o레몬즙을 뿌린 찐 여름호박 o호두 브로콜리 당근 볶음* o대추야자 두세 개 o얼음물
o삶은 달걀, 호두, 건포도	o기름기 없는 스테이크 조각 식은 것, 4등분한 토마토	o식은 닭가슴살, 해바라기 씨	o당근 토막과 셀러리 스틱, 건포도, 호두

05 구석기 다이어트 3단계 식단표

글을 마치며 ◎

자연과 인간의 정상 회복을 위하여

    우리는 농업 '진보'의 발자취를 따라가 보면서 건강을 회복하고 살을 빼는 비결이 오늘날의 가공식품을 생과일, 채소, 살코기, 해산물로 대체하는 것임을 알았다. 현대 국가에서 이런 식생활을 실천하는 것은 매우 쉽다. 우리는 채소와 과일을 직접 재배하거나 연중 내내 슈퍼마켓에서 살 수 있다. 발달된 온실 기술과 교통망 덕분에 2월에 신선한 복숭아를, 12월에 딸기를 먹을 수 있다. 미네소타에서 타히티산 새우를 구할 수 있고, 하와이에서 콜로라도산 버펄로 고기를 살 수 있으며, 네브래스카에서 알래스카 연어를 먹을 수 있다.

    유일한 제한 요인은 무시 못 할 비용이다. 과일과 채소는 콩류와 쌀보다 값이 더 비싸다. 돼지 안심 살코기와 칠면조 가슴살은 감자와 빵보다 더 비싸다. 농업혁명의 산물인 전분 식품은 값싼 식량이다. 곡류, 콩류, 덩이줄기 채소는 우리 지구 인구를 70억으로 급증시킨 전분질 식품이다. 또한 기름진 고기에 대한 우리의 갈망을 충족시키기 위해 비육장에서 비정상적으로 가축을 살찌우는 것을 가능케 해준 사료다. 게다가 수십억 톤의 설탕과 고과당 옥수수 시럽은 우리의 식량을 오염시켰다. 또한 우리의 식생활에서 오메가-6 지방산과 오메가-3 지방산의 균형이 깨지도록 일조를 한 식품이다. 이 식품들이 없었다면 세계는 아마도 현재 인구의 10분의 일도 제대로 부양할 수 없었을 것이다. 농업의 값싼 전분질 주식이 없었다면 전 세계 수십억 명이 굶주릴 수도 있었다고 해도 과언이 아니다.

불행히도 세계인들에게 유전적으로 들어맞는 식생활은 현재 그들의 재정 능력을 넘어섰다. 우리의 유전자에 맞는 식품과 농업혁명 이전에 모두가 먹었던 식품은 이제 부유한 강대국의 고급 식품이 되었다.

그렇다 해도 세계 식량의 질을 향상시키고 매일의 식생활을 구석기인들과 더 가깝게 만들기 위해 당장에 할 수 있는 일은 많다.

마블링 지방 없는 건강한 소

곡물은 인간뿐 아니라 가축에게도 좋지 않은 식품이다. 우리의 많은 건강 문제가 포화 지방과 오메가-6의 과도한 섭취와 관련이 있는데, 가축에게 곡물 사료를 먹이는 것도 그 직접적인 원인이다. 오늘날 미국의 곡물 수확량의 70%는 소의 사료로 쓰인다. 그러나 꼭 그래야 할 절박한 필요성은 없다. 오늘날의 소고기 생산 과정을 보면 소는 보통 생의 절반을 목초지나 방목지에서 풀을 뜯어 먹으며 보내다가 생의 나머지 절반 동안에는 곡물 사료를 먹는다. 소를 비육장에 가두어 놓고 강제로 곡물을 먹이는 방식을 그만둔다면 평생 자유롭게 방목하여 더 건강한 고기를 생산할 수 있을 것이다.

소에게 곡물을 먹이면 건강에 좋은 오메가-3 지방산이 줄어들고 오메가-6 지방산이 늘어난다. 또한 지방이 체중의 25~35%나 되는 비만한 소를 만들게 된다. 8~10cm 두께의 순지방층이 소의 피부 바로 아래에 있다. 지방은 뱃속에 가득 쌓이고 근육 조직에까지 침투한다. '마블링'이라고 부르는 근육 사이로 침투된 지방은 소에게 곡물을 먹이는 주요한 이유다. 소 축산업자들은 마블링이 발달한 스테이크를 소비자들이 좋아한다고 믿는다. 하지만 마블링이 좋은 티본스테이크는 지방이 총 칼로리의 60% 이상이다. 곡물을 먹인 소의 지방을 전부 발라낸 살코기조차 지방이 방목 소고기나 야생 동물 고기보다 2배 이상이나 많다. 곡물로 살찌운 소의 주된 지방 유형은 포화 지방이다. 기름진 티본스테이크 100g에는 포화 지방이 9g이나 들어 있지만 방목한 소의 스테이크에는 포화 지방이 1.3g밖에 들어 있지 않다.

소에게 곡물을 먹이면 영양소에도 해로운 영양을 준다. 방목한 소고기에는 곡물을 먹인 소보다 공액리놀렌산 CLA(Conjugated Linoleic Acid)이 5배나 많이 함유되어 있다. 공액리놀레산은 암과의 싸움에서서 절대적인 좋은 지방이다. 실험동물을 대상으로 한 연구에 따르면 공액리놀렌산 미량으로도 종양이 줄어들었다. 또한 방목 고기에는 사료 동물보다 비타민 E와 셀레늄이 4배나 많이 함유되어 있으며 이는 암과 심장병을 예방해 주는 강력한 항산화제이다.

소에게 사료를 먹이는 것은 좋은 살코기를 영양소가 부족하고 건강

글을 마치며

을 해칠 가능성이 큰 기름진 식품으로 바꾸는 일이다. 비생산적인 일이다. 마블링이 있는 소의 과도한 지방은 대부분 도축 과정에서 떼어 버려진다. 왜 우리는 가축에게 애써 사료를 먹여 지방을 만든 다음 원래의 살코기 대신 건강에 나쁜 최종 생산품―기름진 고기―을 얻기 위해 지방의 대부분을 버리는가? 이는 말도 안 되는 일이다.

건강과 환경에 좋은 소를 키우는 가장 확실한 방법은 곡물 사료를 완전히 없애는 것이다. 상당수의 호주 축산업자들이 이를 받아들였고 소비자로부터 굉장한 호응을 얻고 있다. 원치 않는 먹이를 먹다가 병이 든 가축은 우리에게 저질 고기와 저질 우유를 줄 수밖에 없다는 것을 소비자들이 더 잘 알기 때문이다.

참고자료 ◎

추천 웹사이트

로렌 코데인의 구석기 다이어트
http://www.thepaleodiet.com
http://thepaleodiet.blogspot.com
http://www.PaleoFood.com/

돈 위스의 구석기(팔레오) 다이어트
http://paleodiet.com/

롭 월프
http://robbwolf.com/

추천서

Cordain, Loren. The Dietary Cure for Acne. Fort Collins, CO: Paleo Diet Enterprises LLC, 2006
Cordain, Loren & Joe Friel. The Paleo Diet for Athletes: A Nutritional Formula for Peak Athletic Performance. Emmaus, PA: Rodale Press, 2005
Cordain, Loren, Nell Stephenson, Lorrie Cordain. The Paleo Diet Cookbook: More Than 150 Recipes for Paleo Breakfasts, Lunches, Dinners, Snacks, and Beverages. Hoboken, NJ: John Wiley & Sons, 2011

Audette, Ray. Neanderthin: A Caveman's Guide to Nutrition. New York: St. Martin's Press, 1999

Pritchford, Polly & Quigley, Pritchford. Cooking Healthy with One Foot Out the Door. Summertown, TN: The Book Publishing Company, 1955

유진규. 옥수수의 습격(SBS 스페셜): 먹거리에 대한 통념을 뒤엎는 놀라운 기록. 서울: 황금물고기, 2011

구석기 식품 공급업체

Paleo Brands
http://www.paleobrands.com/

야생 동물 고기 공급업체

Broken Arrow Ranch
3296 Junction Highway
Ingram, TX 78025
(800) 962-4263
http://www.brokenarrowranch.com

Exotic Meat market

130 Walnut Avenue, Unit A-18
Perris, CA 92571
951-345-4623
http://exoticmeatmarket.com/

Exotic meats USA
1330 Capita Blvd,
Reno, NV 89502
(800) 444-5687
http://www.exoticmeatsandmore.com/

Game Sales International
P.O. Box 7719
Loveland, CO 80537
(800) 729-2090
http://www.gamesalesintl.com

Grande Natural Ment
P.O. Box 10
Del Norte, Colorado 81132
(888) 338-4581

참고자료

http://www.elkusa.com

Hills Foods
Unit 1-130 Glacier Street
Coquitlam, British Columbia
Canada V3K 5Z6
(604) 472-1500
http://www.hillsfoods.com

Mount Royal Game Meat
3902 N. Main
Houston, TX 77009
(800) 730-3337
http://www.mountroyal.com

Polarica
105 Quint Street
San Francisco, CA 94124
(800) 426-3872
http://www.polarica.com

목초 사육 육류, 계란, 유제품 공급업체

목초지에서 풀을 먹여 키운 육류, 계란, 유제품의 미국과 캐나다 내 공급업체를 정리해 놓은 조 로빈슨의 잇와일드
http://www.eatwild.com/

조지 배스의 방사 닭 계란
The Country Hen
P.O. Box 333
Hubbardston, MA 01452
전화: (978) 928-5333
http://countryhen.com

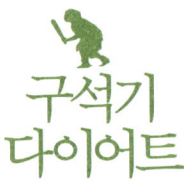
구석기 다이어트

초판 1쇄 인쇄   2012년 4월 20일
초판 1쇄 발행   2012년 4월 25일

지은이   로렌 코데인
옮긴이   강대은
펴낸이   정재면
펴낸곳   황금물고기
디자인   남상원
인쇄   천일문화사
등록   2003년 12월 5일 제 313-2003-000375호
주소   410-830 경기도 고양시 일산동구 정발산동 1346-13 1층
문의전화 02-326-3336   **팩스** 02-325-3339
e-mail   egoldfish@naver.com

한국어 판권© 황금물고기 2012, Printed in Korea
ISBN 978-89-94154-15-2   13300

- 이 책의 판권은 지은이와 황금물고기에 있습니다.
- 이 책은 저작권법에 따라 보호받는 저작물이므로 무단 복제를 금지하며,
  이 책 내용의 전부 또는 일부를 이용하려면 반드시 저작권자와 황금물고기의 서면 동의를 받아야 합니다.
- 황금물고기는 저작권법에 해당하는 사항을 준수합니다.
- 책값은 뒤표지에 있습니다.

내 마음의 도서관 황금물고기
황금물고기는 독자 여러분의 참신한 기획과 원고를 기다리고 있습니다.